大威廉絲
全力以赴

把成功變習慣，世界冠軍的 STRIVE 升級策略

VENUS WILLIAMS
STRIVE

維納斯・威廉絲 著　許恬寧 譯

本書獻給永遠幹勁十足，令我欽佩的
奧拉森、理查、
賽琳娜、索尼婭、
伊莎貝爾、愛爾西亞，
也獻給永遠協助我更努力出擊的
伊莎、林德瑞亞、
豪爾赫、齊娜與瑞利。

目次 CONTENTS
Strive

前言　如何把事情做得簡單、享受，
　　　又令人快樂？　　　　　　　　　　9

CHAPTER **1**／什麼是「出擊」？　　　　13

CHAPTER **2**／強化人生四大領域，
　　　　　　　出擊更省力　　　　　　21

CHAPTER **3**／觀察　　　　　　　　　31

CHAPTER **4 ／感謝** 61

CHAPTER **5 ／平衡** 89

CHAPTER **6 ／豐富** 137

CHAPTER **7 ／撫慰** 177

CHAPTER **8 ／相信** 211

CHAPTER **9 ／振奮** 239

CHAPTER **10 ／出擊** 265

CHAPTER **11 ／用你的步調，優雅出擊** 295

謝詞 305

注釋 309

在我們開始前，
我必須先問一個
嚴肅的問題：

如果我告訴你，
活出最好的人生
其實很簡單，
你相信嗎？

前言

如何把事情做得簡單、享受，又令人快樂？

我會這麼問，是因為在我一生的職涯中，從十幾歲開始，就被問過大大小小生活中各種問題，包括我吃什麼、怎麼訓練、做哪些事放鬆——相信我，不論多私人的事都有人問過，不過我最常被問到：「你怎麼有辦法面面俱到？」

這個嘛，你知道嗎？我沒有三頭六臂。事實上，在某些日子，我連提起勁做完一、兩件事都難，遑論面面俱到。

在我整個職業生涯裡，每個人自然而然假設我是某種超人，有辦法多工處理。大家覺得我天生運氣好、基因好，可以隨時全力以赴，全年無休。我懂人們在想什麼。

看起來毫不費力的祕密

多數人都還以為，職業運動員或任何的高效人士，一定是天生怪物，不管立下什麼目標，全都能不出一滴汗，面帶笑容完成。但我要告訴你一個祕密，一件只有很熟的親友才知道的事。

大部分的人認為我律己甚嚴，我的確是，不過我也有自己相信與渴望的生活方式。也因此面對人生的每一件事，尤其是涉及健康與幸福的時候，我的指導原則是「走捷徑」，不把自己燃燒殆盡，以免後繼無力，無法以理想中的方式過完這一生。

實情是我這輩子完成過的任何事、克服過的任何障礙，尤其是那些最重要、帶來最大人生轉折的，全都源自做一連串正確的選擇，遵守我對自己的承諾：

讓事情簡單與享受，最重要的是令人興奮。

我是運動員與女企業家，也是盡力活好人生的普通人。我永遠努力讓事情在可控範圍內，同樣保有興趣與樂趣。方法是經常開闢出最小阻力之路，因為人生很美好，但也充滿挑戰。原本就不易，何必自添難度？當我保持好這種心態，不論改善人生的立即目標或長期目標是什麼，事情永遠能在

較不費勁或壓力更小的情況下，按部就班進行。

　　採取這種心態不曾讓我出過問題，一路上都能安心踏出每一步。事情是這樣的，活出最好的人生與好運無關，跟中了 DNA 彩券無關。重點是你是否選擇出擊。

　　你準備好出擊，迎向最佳人生了嗎？很好，因為我等不及要當你的嚮導了。出發吧！

CHAPTER 1

什麼是「出擊」？

　　我認為嚴以律己是有必要的。為什麼？因為紀律能帶來自知之明，真正掌握所有的長處、弱點與機會，進而帶來成功。不過，我也只是凡人。基於種種原因，我不信奉完美主義，不過最主要是試著時時刻刻完美，一點都不好玩。我是說，你想想看！整天只吃蔬菜，一生不碰一丁點的糖？聽起來很無聊。有人說他們可以，我才不信。

　　好吧，或許最後幾句話是在開玩笑，但我的意思是誰真的能做到？誰有那樣的意志力，24小時抗拒不健康的食物，永遠不曾冒出衝動，來點撫慰心靈的美食？誰能嚴格遵守健康的生活型態，一天裡不曾有半秒鐘的懈怠？雖然我自

認意志相當堅定，我也辦不到，更何況我幾乎人生絕大多數的時刻，全都得以拿下好成績的角度，扎扎實實做到對身體最好的事。

罕病帶來的考驗與禮物

十年前，我確診了俗稱乾燥症的修格蘭氏症（Sjögren's syndrome），人生觀遭逢最大考驗。世上最難接受的事，就是發現得了無法痊癒的自體免疫疾病，這種突發性的病症會導致疼痛、麻木與疲倦，尤其是我從事的職業需要處於最佳體能。

我對健康的議題十分狂熱。健康對我來說不只是嗜好而已，我一輩子都在研究與探索這件事。那就是為什麼我先前還以為，只要憑藉自己豐富的知識，就能挺過乾燥症。我希望找到某種應急的「OK繃」，貼住我的乾燥症，然後繼續過生活。確診前，我把一套系統性的方法，運用在人生的每一件事，但這次碰上免疫疾病失靈了。正好在此時，在姊妹情深的小小建議下，我參加了一場為期三週的健康計畫，重新思考人生。

當時的我自認對於健康已經瞭若指掌，但直到參加那次的健康計畫，我才第一次接觸到這個概念：你帶給身體的東

西,不只是攝入什麼,還包括你施加給身體的事,最終決定著疾病存活在你體內的難易度。我得知在健康這方面,我們所做的每一件事都息息相關。一部分的健康出問題,將牽一髮而動全身。

因為打網球,我原本就明白這個道理。運動員不只得有健壯的體魄,心理與情緒也得堅強。只要有任何面向處於混亂,那就完了。只要有一個地方不對勁,便不可能在當下拿出最好的表現。混亂會降低長期成功的機率,而且即便僥倖成功,你也無法好好享受。如果要活出最健康、最幸福的人生,就必須盯好每一個面向——還得關注每個面向如何彼此牽連。

那次的三星期計畫讓我大開眼界。我立刻停止尋找「OK繃」,開始問自己:

> 為什麼我一開始會需要OK繃——如何能治本,而不是治標?此外,我開始思考:關於健康與幸福,我還有哪些不懂的事?這一切是如何串連在一起?是否有可能整合一切,但依然簡單,又令人享受和興奮?

我從這個新觀點出發，開始在健康、運動、復健與營養的領域，尋找傳統與非傳統的哲學觀與策略。一路上，我找出方法，把不同作法整合成一張路線圖，相輔相成，每個方法發揮更大的好處。這個策略讓我得以在十年前——還有直至今日也一樣——就算得了乾燥症，還是能繼續所有喜歡做的事，達成我替自己設的任何健康與養生目標。

出擊的方法

健康不該難如登天，也不該麻煩至極。我每一天努力做到八件事：

- **觀察**身邊所有人事物——包括觀察我自己。

- 永遠花時間**感謝**自己擁有的一切。

- 我接受生活永遠不會**平衡**，不給自己太大壓力。

- 把精力投入在能**豐富**生活、自我得以成長的事。

- 我**撫慰**身心的方法包括知道何時該放慢，替生活按下暫停鍵，以及仰賴最理想的治療方法，全身心都獲得療癒。

- 我知道信心的力量，我養成**相信**自己的習慣，相信一路上踏出的每一步。

- 我主動尋找能**振奮**自己的事，利用那些小小的動力待在正軌，持續前行。

- 最後，我永遠確保至少有一個**出擊**目標──那件事以特有的方式帶給我快樂。

觀察、感謝、平衡、豐富、撫慰、相信、振奮、出擊。 每一條都能濃縮成兩個字。當你和我一樣，每天都專注於這八件事，即便每一項只做幾分鐘，這些小但基本的舉動將改善你的人生。我發現每天遵守這八件事能以最快的速度，把更聰明的健康決定變成習慣。習慣讓你不必耗費腦力思考，就能漸漸養成易於遵守的生活方式。你所有的健康期許，將以快上許多的速度事半功倍，輕鬆達成。

這就是出擊的神奇之處。不論你是什麼樣的人，只要運用我即將介紹的方法出擊，快樂與成就感將永遠觸手可及。因為如果在每天的尾聲，你能毫不心虛地說，八件事你全做到了──即便只花最少的力氣──那麼最終嚴格來講，你贏了。如果你能在上床之前，有底氣地出這幾句話：

- 我今天**觀察**了〇〇〇事。

- 我今天**感恩**了〇〇〇事。

- 我今天**平衡**了〇〇〇事。

- 我今天**豐富**了〇〇〇事。

- 我今天**撫慰**了〇〇〇事。

- 我今天**相信**了〇〇〇事。

- 我今天**振奮**了〇〇〇人——自己或他人都可以。

- 我今天**出擊**了〇〇〇事。

　　如果可以做到，那麼當天你就成功了——相信我，你做得到！此外更重要的是，你將更可能收獲努力後甜美的果實，隔天嘗試更多事，再次獲得那種自豪感……再一天、再一天，就這樣日日累積，天天如此。

　　聽著，過去十年我致力照顧自己，因為最終**照顧自己是我的責任**。你也一樣，照顧你的責任在你自己身上，只不過現在有我陪你。我每一天都運用歷久不衰的建議，持續以簡單、享受、令人興奮的方式，邁向我設定的健康目標。這張

路線圖持續在身心靈三方面引導我——除了引導身為運動員的我，同樣引導著身為女性、女兒、姊妹的我，以及盡力永保健康快樂的我。

簡單來講，以上這八種行動不曾在我身上失靈。

現在也將永遠支撐著你。

CHAPTER 2

強化人生四大領域，
出擊更省力

現在你知道每天要採取的八種行動，接下來讓我解答你心中的疑惑：到底該如何觀察、感謝、平衡、豐富、撫慰、相信、振奮、出擊？

在我人生中有四個重要領域。每當我把心力用在那裡，即便只挪出一點點力氣，努力永遠是值得的。

1. **飲食**

2. **活動**

3. **身邊的人事物**

4. 我自己

我知道你在想什麼。聽起來很麻煩。我懂。任何一項若要徹底做好，根本可以變成全職工作，更別提四項同時做到！然而，如果從這四點著手，其實不需要耗費太多功夫，就會出現巨大的轉變──只不過得持之以恆，每一項都固定小小關照一下。

我是說真的。我即將在書中分享的心得，你有可能感到是新知，好像很深奧，但許多也極度簡單，只需要非常少的力氣或時間。不過，簡單歸簡單，你將脫胎換骨。想一想就知道，有時最簡單的事，其實最難做到。因為你太忙，或是有更大的問題等著處理，很容易把那些事擺到一旁。然而，當你有紀律，不放過最小的細節，就能達成最大的夢想。

更棒的是，你甚至不必全數執行書中提到的每件事，就能有不可思議的成效。老實說，我是否希望你能盡量全部做到？那是當然！由於我對自己極度嚴格，我一般也會催促人們制定可行的新標準，並想辦法達標。

不過話又說回來，我不知道在你的世界，你正經歷什麼樣的困難。我不知道你今天能留多少分鐘給我，明天又能挪

出多少分鐘，或是你替自己設下多個人、多特殊的目標。不過，我的確知道不論幾歲、不論目前的活動量是多少，**出擊法**適合每個人。這是一套很容易遵守的計畫，你可以自行決定要投入到什麼程度。

簡化版的「出擊」

許多生活型態計畫會分配每星期的任務，附上極度明確的指示，但出擊法只需要你做以下幾件事。

想好今天要做的事

這是什麼意思？我的意思是每天早上醒來後，對自己講出這八個行動：

觀察、感謝、平衡、豐富、撫慰、相信、振奮、出擊

什麼時候講都沒關係。可以是你即將跳下床前，也可以是下床走動後。不過宜早不宜遲，因為本書提到的部分技巧，愈早納入一天的生活，效果愈大。

為什麼要大聲說出這八件事？真的有這個必要嗎？這樣

想吧：當你大聲說出這八個行動，你替一天已經定好調了，提醒自己是多麼認真想要改變人生，從早上的第一分鐘就在努力。此外，你在一天中說出這幾個行動的次數愈多，等於是愈常提醒自己，你需要做出某些決定，才能在一天當中做到這八件事。

此外，如果你感到彆扭，這是我要你改的第一件事。我們在談你。這是你的人生，不是別人的。別人怎麼想不重要。如果別人看不順眼，那就解釋你為了改善生活，正試著踏出重要的一步。如果你解釋了，對方還是認為你瘋了，或許此時該懷疑這個人有多真心為你好，並做點什麼。

別渾渾噩噩過一天

我要你從起床的那一刻起，一直到大約睡前的一、兩個小時，隨時留意這八個二字行動，設法在以下領域應用每一個行動：

- 你的飲食；
- 你的活動；
- 你身邊的人事物；
- 你自己。

換句話說：

1. 我要你**觀察**一件事。這件事與你的飲食、活動、身旁的人事物或你自己有關。

2. 我要你**感謝**一件事，看是感謝你的飲食、活動、身旁的人事物或你自己。

3. 我要你**平衡**一件事，平衡你的飲食、活動、身旁的人事物或你自己。

4. 我要你**豐富**一件事，豐富你的飲食、活動、身旁的人事物或你自己。

5. 我要你**撫慰**一件事，撫慰你的飲食、活動、身旁的人事物或你自己。

6. 我要你**相信**一件事，相信你的飲食、活動、身旁的人事物或你自己。

7. 我要你**振奮**一件事，振奮你的飲食、活動、身旁的人事物或你自己。

8. 最後我要你**出擊**一件事，那件事關係到你的飲食、活動、身旁的人事物或你自己。

究竟要如何做到？很簡單。在接下來幾章，我會教你各種有趣的創意策略與方法，協助你把這八個二字行動，應用在生活中的所有領域。某幾條建議的強度的確較高，不過我確定不論你剛開始能挪出多少時間或精力，都至少能找到一個可以嘗試的策略。

每天都得按照順序執行嗎？換句話說，在感激某件事之前，必須先觀察嗎？必須先取得平衡，再來豐富某件事嗎？不是這個意思，絕對不需要，尤其是剛開始弄懂公式的時候，任何順序都可以，一天之中什麼時候執行都可以。

該如何追蹤？任何你喜歡的方式都可以。事實上，愈有創意愈好。你可以在口袋或皮包裡放記事卡，每完成一項行動就打勾。把八個行動分別寫在八張便利貼上，貼在電腦螢幕上。在一天中，完成的就撕掉。也可以設定手機，一小時提醒一次，完成八項中的一項。總之，就選那個對你來說最容易做到的。

用一日回顧跟自己說晚安

大約離上床睡覺還有一、兩個小時的時候，問自己八個問題：

1. 我今天**觀察**了什麼？

2. 我今天**感謝**了什麼？

3. 我今天**平衡**了什麼？

4. 我今天**豐富**了什麼？

5. 我今天如何**撫慰**自己（或他人）？

6. 我今天**相信**了什麼事或什麼人？

7. 今天有什麼事**振奮**了我？──或是我**振奮**了誰？

8. 我今天**出擊**了什麼事？

　　為什麼要提前一、兩個小時，不在臨睡時呢？我不希望你準備好睡了才回答這幾個問題，是有原因的。萬一你當天失敗，忙到沒時間完成全部八個行動（相信我，某些日子就是辦不到），提前能帶來緩衝時間，趕快補上漏掉的，替那一天畫下完美句點。此外，我不希望你懷著罪惡感入睡，覺得自己沒做完當天該做的事。

　　你唯一的目標，只有回答這八個問題。你過一遍清單，發現自己當天讓八個行動全派上用場，替生活帶來正面的影

響。目標只有這樣。

等等，就這樣？聽上去幾乎太簡單了，對吧？

很好，因為這就是我希望你在計畫一開始擁有的態度。別擔心，稍後會再談，如何在必要時讓事情升級。相信我，雖然我沒一開始就以極端的手法達成健康目標，不代表我從頭到尾都會對你輕聲細語。如果你懂我的意思，我比較不是新時代（New Age）那一派的，我的心態更偏向傳統。不過，目前我只要你反省當天做到的八種行動。順道一提，你一般大概不會做這八件事——所以是很好的起點。

重點是不論你選擇只是試水溫，或是全力投入這本書，每天都完整做到這八項行動的話，很容易就能把聰明的健康選擇，**轉換成終生習慣**，不需要每次都絞盡腦汁，再思考一遍要不要做。這八個行動全部加在一起後，將帶給你新標準，宣揚「這是我選擇的生活方式」。一旦達到這種境界，你將打造出永遠會回歸的健康生活方式，因為你想要這樣生活，沒有人逼你。請相信自己，勝利時刻就此展開。

出擊的重點就是這樣：在每一天的尾聲，永遠感到自己贏了。你會感到前進，因為的確是在前進，即便那個進展是由小小的一步組成。只要堅持到底，認真執行計畫，小小的進步將永遠勝過零進步。

你準備好出擊了嗎？那就讓我們一起來探索，為什麼這八個行動每一個都很重要，以及全部都要做，讓自己好上加好有多簡單。

CHAPTER 3

觀察

賽琳娜（小威）每次談到我，總說她的姊姊永遠鎮定自若。背後原因其實不是我對壓力的感受或處理方式，和別人有什麼不同，只不過是我在回應任何值得注意的事之前，永遠會先分析。

好吧，或許不是每次都這樣。畢竟我只是普通人，對吧？但大部分時候，每當面對某個決定，不論大或小，或是當人生給我不得不立即處理的重大挑戰，我會先暫時抽離一、兩秒。我不把每件事都當成危機處理，而是先花時間釐清狀況。

不論碰上什麼事，在弄清楚原委之前，怎麼有辦法做出

正確的決定，確認你那一刻的處理符合自己、家人或身邊任何人的最佳利益？承認吧，沒有人能做到這件事。這純粹是常識。幾乎天底下所有事，在做任何決定時，先花時間弄清楚通常會有好處。某些情況可能很難做到這一點，尤其是當你感到必須立刻行動，以免晚了。然而，大多數時候，耐心永遠勝過衝動。所以為什麼不以同樣的方式，好好照顧自己的健康？

請對自己誠實

本章會介紹我如何盡量從各種角度，觀察自己的生活。我要你思考自己一般會做的決定，你固定讓身邊有哪些人事物，好好檢視自己的內在。當你更清楚地意識到自己的生活，最終你會做出能長久維持的決定。

不過要注意：如果要真正有效，一開始就必須**誠實覺察**。因為在執行第一個行動「觀察」時，我們很容易「捏造事實」。我想你懂我的意思。我們通常不想承認自己的壞習慣，或是不願意直視自己為何沒達成目標。即便不好的事明擺在眼前，我們有時會因為覺得丟臉或害怕，而不肯面對。畢竟假裝沒看到，或是低估整體健康受到的損害程度，日子會比較好過。

然而要記住：出擊的生活方式需要你完全誠實。你粉飾太平對我沒差──只會傷到你自己──以及傷害需要你改善健康的其他任何人。總之記住了，你做出的任何觀察，只有你自己知道，不會有第二個人知曉。你若不想，不必和任何人分享你的觀察。我之所以希望你承認關於自己的細節，只是為了對症下藥。當你讓生活開始變好，你會更有自信，替自己量身打造更健康的習慣。

關於觀察的四個提醒

如果要讓觀察發揮最大效用，不只要保持安靜與誠實。要真正做對的話，開始前還得知道以下幾件事。

1. 不要光憑記憶：不要只是望望四周，就以為在一天的尾聲，你還會記得每一件事。最好寫下或打字記錄你觀察到的任何事。要如何記錄隨便你，看是寄簡訊或電子郵件給自己，或是寫在紙上或便利貼。不過，我建議選擇對你來說最簡單、最順手的方式。如果弄得太麻煩或是太彆扭，那就本末倒置了。

2. 別過頭：我是說真的，一旦開始觀察，就會發現生活

中有許多值得記下的事物。然而，有時鉅細靡遺會太煩、太累。寫下當下想到的事就好，不必擔心記了多少，或是漏了多少，順其自然即可。只要每一個記下的觀察，全是當下真心的感受，那就夠了。

3. 不必限制自己：本章會請你觀察生活中的五個領域，但如果是其他方面的事物，也會以正面或負面方式影響到你的生活，不必拘泥於那五個領域。我有可能沒顧及到你某部分的生活或是做的某些決定，畢竟人生是你的，只要感到有必要寫下，那就寫吧，只要你認為值得留意，那件事就是生活中的重要面向，有可能需要你立刻或稍後進一步關注。

4. 最後，別責怪自己：寫下觀察後，從頭到尾看一遍，問自己：我在記錄的過程中，是否有尷尬的時候？是否在某些時刻比較容易記錄，有時則比較困難？我是否真的寫下最精確的答案——或是我捏造了一些事實？

如果一切順利進行，那就為自己喝采，你完全可以為自己的表現感到自豪。萬一不順利，就像我說的，不要因為保留了任何細節，就懲罰自己。多多練習這個簡單的技巧，就能有很大的進步。光是誠實以對，承諾下次會做得更好，就值得感到驕傲。

觀察飲食

辨識出營養習慣模式很重要。不論好壞,你得承認自己一般會伸手拿哪些食物、吃下多少、有多常吃,甚至是為什麼一開始會吃。

如果目標是改善飲食,那麼最重要的第一步將是,誠實地意識到自身的營養習慣。然而,很多人並不關心這件事,因為如果以錯誤的方式進行,自我評估會變成一直怪自己怎麼這樣。你找出的飲食習慣問題愈多,就愈可能批評自己,覺得應該再更努力一點,或是可以做得更好。然而,抓住錯處不是這裡要瞄準的方向。

老實講,我自己絕對沒做到完美。我什麼都吃,並不忌口,但觀察自己如何選擇進食方式,有助於我培養更理想的飲食習慣。

舉例來說,我會吃宵夜。我不以此為榮,我知道這不是什麼聰明的選擇。但你知道嗎?我觀察自己的飲食後,意識到就算時間很晚了,我還是會吃東西——我承認自己就是那樣的人。正因為我坦然承認,所以每當快到睡覺時,或是早已過了該上床的時間,我若還伸手拿吃的,我會立刻意識到這是壞習慣,不會想著「管他的」,也因此通常更能抵抗住誘惑。

我不是出於罪惡感，而是因為承認了，所以當下更能意識到自己有選擇，可以挑更好的路，進而經常做出正確的選擇。此外，沒能做出明智之舉時，我也更能放過自己，知道下次可以做出更好的選擇。

現在換你承認你的飲食方式了。如果聽起來很可怕，好像我要你追蹤吃下肚的所有卡路里，別怕。計算機可以晚點再拿出來。重點是意識到自己有哪些飲食行為，負起責任。也因此你要做的只有盡力在一天之中，運用以下一到多個觀察策略。

在吃喝之前

嚴格來講，唯一該吃吃喝喝的時間，只有餓了或渴了。不過，其他許多因素也會影響你的食物選擇，與身體需要營養完全無關。所以你要問自己：我這一口的背後是什麼行為？是真的餓了或渴了，所以伸手拿食物飲料，亦或這個決定其實涉及別的因素？

你是否是為了某件事犒賞自己？ 我不認為應該把食物當成大功告成的獎勵，因為這將產生不良後果。我希望你在生活的所有領域，有一天都能隨時旗開得勝，也因此如果養成把食物當成犒賞的習慣，贏的次數愈多，愈可能過量。換句

話說，從整體健康來看，你會輸。

你是否感到疲憊？如果你在一天中因為精神不振而進食，這通常代表兩餐之間隔太久，或是吃得不夠多。如果你常因為累了，伸手拿吃的，有可能是因為吃太少，血糖低於一般的水準，導致渴望吃能立刻吸收、馬上轉換成能量的食物。此時問題就來了：你通常會因此渴望含大量碳水化合物的食物，而不是健康的食物。

你是否試著融入群體或想讓某人開心？你有多少次其實不餓，但還是吃東西，只因為在場的其他人八成都在吃？或只是因為有人替你做了食物，你感到有義務嚐嚐？不論原因是什麼，如果你吃東西或喝東西的理由，只是感到不得不從，無法開口拒絕，你有必要了解在你的生活中，有多常發生這種事。

你是否感到很急，或是有時間壓力？我每天都忙得團團轉，我相信你也一樣。然而，如果那是你在準備吃東西前的感受，你有可能只是貪圖方便，選了沒那麼健康的食物。

水是否喝得夠多？其實我們常常不是餓了，而是渴了。身體比你想像中更聰明，缺水時常會渴望含大量水分與鈉的食物，以求回到平衡，導致你有可能伸手拿含大量糖分與鹽分的加工食品。其實只要在一天之中，多喝一點水就可以。

你是否希望重溫舊夢，再次獲得某種感受？ 食物會讓我們想起很多過去的事，尤其是如果那樣食物與美好的回憶有關，例如我知道零食會讓我想起小時候。然而，如果太常用不健康的食物觸發回憶，那就要特別留意。

　　你試著隱藏真實情緒嗎？ 英文把某些食物稱為「安撫食物」（comfort food，編按：又譯「療癒食物」，常為高熱量食物如洋芋片、冰淇淋、披薩等）是有原因的，對吧？每當壓力大、沮喪或無聊，有時很容易開始吃吃喝喝，而不是起身從事活動或是面對當下感受。別忘了要處理與持續追蹤你有多常一時衝動，用食物轉移注意力，不去想真正煩心的事。

　　你是否經濟拮据？ 多數人認為，吃得健康比較貴。有時的確如此，但如果因為貪圖便宜，更常選一些不健康的食物，最好還是要意識到這件事——然後找時間想想，怎麼做會比較好。

　　你的衣服是否被汗浸濕？ 換句話說，你是否剛運動完、打完球、整理庭院，或是從事某種有氧活動？在這種時刻，你無法怪身體渴望多攝取一點卡路里。

吃吃喝喝過後

　　把注意力放在自己的感受上：我以前愛吃牛排，天天都

吃,這不是誇飾。我當時的人生座右銘是「沒肋眼,毋寧死」。然而,直到我和媽媽、妹妹去了那場為期三週的健康營,我第一次真正聆聽進食後,身體試圖告訴我的事。

我們抵達健康營,得知接下來整整三個星期,只准吃生菜。整、整、三、星、期。沒有例外。不准偷點外賣,也不能叫不在蔬菜清單上的客房服務。因此,我們一聽到這件事,妹妹立刻扭頭告訴我:「我們現在就去吃牛排和甜點,這是我們的最後一餐!」

吃完那頓飯後,我忍不住注意到胃變得有多沉,接著整個人昏昏欲睡。我感到全身很重,跟我們開始吃植物性飲食後的感覺正好相反。那時,我們一家人還因為變輕盈,小小抱怨了一下,開起玩笑:「我可不想變得輕飄飄的!」但那是真的。

我那次以極端的方式,觀察到牛排是如何影響我。你的觀察可能有所不同,不過你吃下的東西,永遠會以正面或負面的方式影響你,即便那個反應很輕微,難以察覺。那就是為什麼每次吃完飯或點心,你應該坐下來和自己談談,了解比起吃吃喝喝前,你感覺變好還是變差,身體與心理的感受都要觀察。

就連平日會記錄吃下哪些食物的人,也常忘了寫下吃完

後的感受,永遠沒留意到感覺變好或變差,有力或無力,快樂或難過,自豪或失望。你記錄下的答案永遠該是身體與情緒都變好。如果某一餐的結果不是這樣,你需要留意有多常發生這種事。

提醒自己比例:不健康的食物不會神奇地自行出現在冰箱、食物櫃或我的盤子上,而是我把不健康的食物擺在那,是我的問題——你也一樣。不需要是營養師,也知道哪些是健康食物,哪些是垃圾食物,對吧?大部分的人心知肚明,整體而言,自己有多常吃健康的食物或是偷吃垃圾食物。

你不必寫下每一樣吃下肚的東西,只需要做某種「突擊檢查」即可,看看每一餐偏向好食物或壞食物,例如這餐吃的幾乎都是天然食物或是加工食品?是你知道該多吃的東西,還是老實講,你知道要少吃一點?

你可以每餐都檢查一下,或是進一步檢視家中的食物櫃和冰箱。從最上層看到最下層,簡單地大致算一下,你會吃進多少健康食物與不健康的食物。

留意時間:為什麼你會在那一刻吃東西或喝東西?因為中午了,你感到「有必要」吃午餐,雖然並不餓?你比平常吃飯的時間晚,因為當天比較忙?距離上次吃東西隔了幾小時——或是剛吃完又吃了?

觀察活動

我認為應該徹底誠實，尤其是關係到自己與運動這件事。唯有如此，才能成為不斷進步的高效運動員。不誠實，永遠無法達成目標。

也因此我知道你有可能不想聽這些，但該說的還是得說：如果你不滿意自己的身體——不論是不喜歡目前的體重、體型、表現、精力值、整體的健康，或以上皆是——你八成動得不夠多。

你甚至可能真心認為已經投入很多力氣，實則不然。不過好消息是你可以決定做點什麼，讓自己煥然一新。現實情形只不過是你目前的所在之處——但你不必永遠停留在原地。

我不知道你平日的活動量有多少，有可能連你自己都不知道，不過弄清楚的時候到了。因此，我希望你觀察自己所有的活動。這裡的活動是指什麼？不論是健身、打球、工作（如果是體力活），或甚至是跑腿或做家事，任何能讓心跳稍微加速的都算。不過先從一件明顯的事觀察起：你每天走多少路。

觀察步數

知道自己走多少路,與坐或站著不動的時間相比很重要。你可以利用手機上的計步器,但如果你不會一整天隨身攜帶手機(我必須說好厲害),買一個簡單的計步器。不管選擇什麼方法,有幾個一定要遵守的基本原則:

別偷看:不要在一天當中觀察走了多少路,因為好奇心作祟後,有可能造成你看完數字後,走的路比平常多一點。放心交給手機就好,等一天結束後再看總數字。

週末的步數不算:大部分的人會在星期六、日,忙著補上週間沒完成的事,試著一次做一百萬件事。或是反過來,因為這個星期太疲憊太漫長,只想坐著不動。星期一到星期五一般有固定的行程,很適合拿來判斷你平均真正會走多少步。

觀察是什麼拖住你

這裡說的「拖住」是指除了典型的藉口(例如多數人會號稱「我根本沒時間」),任何導致你沒運動的事。我的意思是,仔細觀察那些似乎無關緊要,但造成你就算有時間也沒去運動的小事,例如:

你是否自在地穿著健身服飾：這點十分重要。要覺得穿起來舒服，而且能大大方方穿著，不會彆扭。想一想你沒有多運動的原因，會不會是覺得穿著健身的衣服很怪，露出太多身體部位；也可能是衣服太緊，無法自由動作。另一種可能是你感到自己的運動服不夠時髦，不適合穿去你選中的健身房。穿上一件讓你有自信的衣服，可能影響你當天是否活力四射地運動，或者乾脆一開始就不露面。

你能否取得運動器材：其實不需要太多設備，也能挑戰你的肌肉，加快新陳代謝。後面章節建議的健身活動將證明這一點。不過，如果這是你最大的問題，你要知道不需要最新、最好的運動器材，也能運動。

你是否需要有伴？如果球場的另一頭沒人，我沒辦法打網球，所以問題會不會是你需要有人一起流汗，才能從事想做的活動？或是即便能獨立進行，你也希望有人一起散步，或是有運動夥伴，因為只有你一個人的話，你會敷衍了事？

觀察自己的運動習慣

運動前、中、後的時刻，最終決定你是在浪費時間，也或者真能朝健康體適能的目標邁進。一定要觀察運動前、中、後的情形，誠實回答接下來將提到的幾個問題。

運動前……

你有運動計畫嗎？憑感覺嘗試或許很有趣，但如果每次運動都只是玩玩，對身體不會有任何好處。不論你的健康目標是什麼，都要想好某種計畫，協助你達標。

這是最聰明的運動時間嗎？瞄一眼今天的整體行程，確認你已經挪出最明智的運動時間（至少大部分的日子如此）。如果不是的話，你有可能無意間在太累的時候，匆忙完成健身，硬撐著做完；或是無法經常拿出最好的表現。

你準備好認真投入了嗎：世界上有少數人對運動充滿狂熱，其餘的則是普羅大眾。我們運動是被逼的，不一定是自己想運動。嘿，如果是這樣，也沒關係，因為你絕對不孤單。不過，即便你對運動沒有充滿高度的熱情，也不代表就不能全力以赴。你在動起來*之前*的心態，將決定你的投入程度，所以需要準備好迎接挑戰。

運動期間……

你是否追蹤休息時間？做阻力訓練時，每組動作間的休息時間很重要。限制在 30 秒內的話，肌肉的恢復時間不足，比較難維持力量，但很適合培養肌耐力。在兩組動作之

間等待兩分鐘以上,則能協助肌肉充分恢復力量,但無助於培養肌耐力。永遠要大致知道你在動作與動作之間停了多久。

你有真正挑戰自己嗎? 運動可以有趣,但如果太輕鬆,你挑戰身體的程度,八成不足以有太大的進步。達成健康目標不只需要花時間,還得花力氣。如果運動時有辦法與人完整對話,不會氣喘吁吁,大概沒達到應有的鍛鍊程度。此時可以參考「運動自覺強度量表」(Rate of Perceived Exertion, RPE)。

運動時,記得以 0 到 10 分,回答自覺的運動強度,評估你敦促自己的程度:

- 0 分:站著不動,什麼都不做。
- 1～2 分:節奏慢,對話不成問題。
- 3～4 分:輕量級的節奏,還能輕鬆自在地對話。
- 5～6 分:中節奏到快節奏,能說話,但唱歌不成調。
- 7～8 分:高強度的節奏,很難做任何事,只能斷斷續續說話。
- 9～10 分:超高強度的節奏,不可能說話。

你是否過度逼迫自己？有的人會以為，如果做某件事有好處，那就多多益善，但運動不一定如此。當我們嘗試難度過高的事，我們其實心裡知道，對吧？不論是什麼動作、運動或活動，如果超出身體的能力，那就老實承認──至少目前還做不到的話，不要逞強。

運動後⋯⋯

是否有任何事妨礙你專心？想一想健身過程中，有可能干擾到你的任何事。或許是音樂？場地太擠？你帶去的朋友一直在聊天，沒認真健身？意識到是哪些事干擾你運動後，想辦法讓下次不一樣。

你是否感到自豪？因為你應該自豪。我的意思不是每次運動都得創下紀錄，不過你有可能因為達成設定好的目標而自豪。如果你走出健身房或是做完某種活動後，感到心情低落，要想辦法找出原因。只要盡力了，永遠該自豪。

觀察身邊的人事物

有時很難採取更健康的生活方式，不一定完全是我們的

問題。周遭的事物深深影響著成敗,左右著我們將順風順水或逆水行舟。

那麼如何打造出支持你的環境?如何讓自己被正確事物包圍,維持在正軌,不容易出錯?首先要 360 度無死角,觀察自己在什麼樣的地方,做出最重要的決定,進而決定人生的走向。

觀察人

此外,勝利需要所有人的協助。你選擇讓誰進入你的生活,會影響某些健康決定變簡單、變困難,甚至是不可能執行。事情麻煩就是麻煩在這裡,因為每個人都有自己的人際網絡。不過,你還是可以觀察身旁的人有哪些特點,並觀察在一起時你的感受與行為。

事情是這樣的,不論某個人在你的生活中占多少分量,每一段關係都是一筆投資,一筆時間的投資。你投資在別人身上,別人也投資在你身上。這筆投資應該要永遠成長,對**你有好處**,而不是害你。這就是為什麼你要讓可以帶來滋養的人,進入你的生活,而不是讓別人奪走你的人生。

所以,你獲得最理想的投資報酬率了嗎?同樣重要的

是，你是否也為身旁的人貢獻了價值？找出答案的唯一方法，就是誠實審視生活裡出現的人，尤其是如果你打算活出最美好的人生。

觀察每個人的杯中水量 樂觀與悲觀會傳染。有的人看到半滿的杯子，永遠看到每件事好的一面。待在這樣的人身旁，你的杯子預設值將有較多的水量。然而，這種事是雙面的。另一種人則看到半空的杯子，永遠在抱怨。太常跟這種人待在一起的話，你的杯底破了一個洞，水一下就漏光。

目前你要做的事，就是評估每個人的杯子。算一算你的內圈與外圈人際關係中——任何你會至少花幾分鐘說話或聆聽的人——有多少樂觀主義者、多少悲觀主義者。不論是樂觀者居多，還是悲觀者居多，你得出的百分比，基本上決定了你每天會吸收到多少正能量或負能量。

觀察誰讓你微笑 每次和固定的人見面相處，問問自己和他們在一起是否真心感到快樂。

聽好了，不是每個你見到、一起工作、一起生活、花時間相處的人，都會在一天中的每一秒隨時點亮你的世界。那是不切實際的期待。此外，快樂有不同程度，對吧？有的人在你見到他們的那一秒，你會立刻微笑，或甚至只是想到他們，心中就湧出喜悅。其他人則沒有那樣的影響，不過見到

他們還是會感到開心。

你不需要用 1 到 10 分替每個人打分數，只需要回答「是」或「否」，弄清楚在你的世界，有多少人讓你微笑。

觀察誰讓你做自己我們在大部分的人面前，永遠不會展露最真實的一面，因為有時這樣是不行的。保持體面不是什麼壞事──做人就是這樣。你難道能想像每個人在工作崗位、教堂或大眾面前，全都拿出最真實的一面？相信我，那個畫面不會好看。

不過，每個人至少需要一個能懂他們的人，因為當你有知己，在你懷疑自己、非常需要信心的時候，那個人會給你一劑強心針。在我們狠狠咒罵自己時，他們會提醒我們是有價值的。在我們自認面目可憎、沒人會喜歡我們的時候，他們讓我們想起的確有人喜歡我們。

觀察你模仿誰我們自己不一定看得出來，但別人在我們面前做的事、表現出的樣子，有可能造成我們在有意無意間，做出一模一樣的事。這就是為什麼當你審視身邊的人，你可以觀察自己是否因為他們在場或不在時，你有某些習慣、動作、行為或任何事──好的壞的都可以。比較容易觀察到的連結包括：

- 如果一起吃飯，你會依照自己的飲食習慣，還是會模仿他們的？

- 運動時，你會遵守最適合自己的固定行程，亦或你會配合他們，他們做什麼，你就做什麼？

- 如果他們壓力大時，你會跟著有壓力嗎？

- 他們抱怨時，你是否跟著抱怨？

- 如果他們開始炫耀週末，你是否感到不能輸給他們？

觀察誰有助於你成長：事情是這樣的，不是生命中的每一個人，全都會帶給你強大的正面影響。不過，任何你允許進入自己世界的人，應該在某種程度上要能協助你進步，即便只是一點點。

當你睜大眼睛，誰屬於這個類別很明顯。在你過得不順時，他們通常會詢問你需要什麼協助，而不是打斷你說話，講起他們自己有多不容易。當你猶豫某個決定，他們會協助你釐清思緒，或是建議幾個可以嘗試的選項。基本上，當你遭逢重大考驗，他們會在一旁支持或是第一個關心你──不會跑得無影無蹤。

不過，這樣的人不一定是永遠在背後支持你的好友，有可能甚至和你沒私交（例如老師或導師）。不過，任何以某種方式教導你、啟發你或支持你的人，即便他們沒意識到帶給你力量，我認為照樣可以算在這個類別。

觀察地點

觀察用餐地點： 你坐在飯桌旁或是在辦公桌前吃東西？你是否永遠在家吃飯，或總是外食？你是否站在廚房的洗水槽旁，或是坐在車子前座，隨便吃一吃就算了？從你最常吃東西的地點，通常可以猜出你有哪些食物選項。不過，那不是我唯一要你觀察的事：

你的廚房是否雜亂？ 亂七八糟的廚房，有可能不方便準備更健康的餐點。也就是說，你有更高機率吃現成的食物，以及其他通常更方便但不健康的食物。

你比較常和別人一起用餐，或是獨自吃飯？ 不論是出於無聊，或者是一旁沒人出聲制止，我們有可能因為獨自吃飯，做出不好的決定或暴飲暴食。或是反過來，為了融入朋友，因為旁人勸我們多吃一點，吞下不必要的卡路里。觀察自己最常和誰一起用餐——有伴或獨自吃飯——你有可能因此更加清楚，一起吃飯的人是否對你的飲食產生不好影響。

你的正對面是什麼？如果是電視、電腦螢幕、手機，或是任何比盤中的食物更能吸引注意力的東西，你有可能亂吃不必要的食物，或是沒認真挑選食物。

觀察什麼地點會讓你變了一個人：這裡說的「變了一個人」是指你的心情。我要你觀察是否有任何地點，會讓你出現和平時不同的感覺，心情變好或變差。

很有趣的是，我問不同的人，答案也很不一樣。有的人告訴我工作有多煩人，但也有人樂於朝九晚五，認為在職場上最被賞識。我知道有的人喜歡熱鬧，也有人喜歡獨處。有的人熱愛瘋狂的城市生活，有的人則渴望在地方公園呼吸新鮮空氣。

這就是為什麼我要你觀察所有你最常造訪的地方，例如工作地點、家裡、出門辦事處、孩子的活動、健身房、親友家中等，看看心情是否有任何轉變。如果某些地點讓你心情變差，要先意識到這件事，才能找出如何讓感受有所不同。看是少待一點，或是乾脆不去。

觀察身邊有什麼：現在先停止閱讀（好吧，等你讀完這句話再停下），360度繞一圈，觀察每一樣沒固定住的東西——甚至連固定住的也看一看！桌上的照片、窗外的景色，甚至是掛在牆上的畫。不論在家中、工作場所或任何地

點,觀察每一樣從早到晚生活裡永遠存在的物品,接著問:

這樣東西讓我心情好或不好?這裡不是要你找出釘書針或微波爐是否令你沮喪。事實上,你觀察到的物品,大都不會讓你有任何感覺,但留意任何的確會引發情緒波動的東西,就算只是一點點也算,意識到有這件事。

那樣東西讓我焦慮或自豪?或許看到牆上有一個洞會讓你受不了,你一直說要補卻還沒補,或是待辦清單都積灰塵了。也許每當你走過先前獲頒的獎狀,或是孩子替你畫的畫,你都會露出微笑。我們身旁永遠有這種小小的觸發物,在有意無意間影響著我們的壓力值。

最後能做點什麼嗎?也就是說,如果有物品妨礙你變快樂或變健康,能否丟掉或弄得不顯眼一點?或者正好相反,有東西鼓勵與支持著你,你能否挑選一個更好的位置,改擺在那,更常看到?能否找出其他對你有類似效果的物品?

觀察睡覺的地點:上床前,想一想四周環境有可能以什麼方式影響睡眠。就連最小的干擾,有時也會偷偷過度刺激大腦,導致更難入睡。更糟的結果是夜間無法進入充分的深度睡眠。以下是幾個可觀察的例子:

你的其他感官是否也能安心入眠?我們通常只會注意到

環境是否太吵或太亮妨礙睡眠,但也要留意觀察其他感官是否也受到影響。房間是否有味道會以任何方式影響到你嗎?床舒不舒服?你穿著睡覺的衣物呢?所有以任何方式會觸發感官的東西,一律要觀察。

任何有可能成為干擾的東西,離你有多近?例如手機、鬧鐘、遙控器、忍不住讀下去的書、帶回家的工作文件夾、另一半動來動去或打呼。妨礙睡眠的事物,有的相當明顯,有的不一定會被注意。要小心。臥室裡的所有干擾加在一起,有可能變成睡眠品質的小偷。

你的肚子是什麼狀態?剛吃完東西嗎?喝了什麼嗎?胃是否餓得咕咕叫,或是很飽?目前只需要密切觀察睡前的飲食習慣,以及任何會讓你較難睡著的事。

觀察自己

歡迎來到或許是本書難度第二高的章節,最難的我認為是「感謝自己」,後文會再詳談。

我會這麼說,是因為儘管沒有人會比我們和自己的相處時間更長,但我們往往不曾仔細觀察自己究竟是什麼樣的

人。不試著檢視自己,不檢視生活,就永遠不必直視人生中不想面對的事。然而,不近距離自我檢視是在逃避。如果真心想過更美好的人生,在你終於面對鏡中的那個人之前,不會有任何進展。

所以你想過什麼樣的生活?你能看到那幅景象嗎?如果你能,你一定知道在你改變態度、不再害怕剖析自己之前,無法改變境況,無從打造理想中的生活。如果要以最高的機率,重新打造更好的你,唯一的辦法,就是以正面的態度分析自己。

從頭到腳觀察自己

不論是洗完澡後打量自己;或是站在衣櫥前,想著為什麼某件衣服不合身;也或者看到別人的身材,又低頭看看自己,你八成已經這樣做過成千上萬次。不過,那樣就好。不要拿自己和任何人比較,跟別人比絕對不是這個練習的目的。事實上,我要你想像自己獨一無二,因為你的確是。

我這樣說不是在餵心靈雞湯——是因為這是事實。從頭到腳關於你的每一件事,構成你這個人。我要你做的只有客觀看著自己,不帶批判,意識到組成你的每一個部分。

不過，你的觀察不要止於外貌。活出最好的人生與留意感受有關。這就是為什麼我要你也替自己做「全面稽查」，找出任何不尋常的地方，例如：

- 你的身體是否有特定區域會感到疼痛或痠痛？這是長期的現象，還是只有在某些時候？

- 醒來後你是否依然想睡，還是整個人活了過來？是否是睡覺姿勢的緣故，某些部位比睡前還痠痛，例如背部、腿或頸部？

- 你是否在一天中的特定時段，感到比較舒服或不舒服，比較疲憊或精神比較好？

- 試著比較你的雙臂，左臂和右臂是否有任何感覺不同的地方？也可以比較你的雙腿、每根手指與腳趾、手肘與膝蓋，或是任何有一個以上的身體部位。

觀察自己如何分配一天

我們每個人都有不同的思考方式與管理時間的方法，各自有必須達成、克服，或目前暫時跳過的任務、目標與障礙。我們能替自己做的最重要的事是管理時間——這是人生最重要的領域，但很容易失敗。

當你認定一天中的時間不足以完成事情，就會很容易找藉口不做某件事。不過，我認為多數人感到沒空改善生活的重要原因，其實是他們並不太清楚自己實際如何分配一整天的時間。

真相是你有時間。不論自認多忙，我們全都有時間，只不過是一天中的某些時間，被用在瑣碎的事情上了。那些事根本不重要，或是不會帶來太大的差別。因此，我要你觀察一天中的行動（從醒來的那一刻到上床睡覺），分析你如何度過一天。

不必每分鐘、每分鐘逐一記錄，用半小時當單位就可以。（不過老實講，記錄得愈精確，畫出的圖像也更準確。）接下來，給每個時段一個標籤：重要或不重要？健康或不健康？你需要做的只有這樣。隔天退一步拉開距離，觀察自己如何運用時間，仔細了解時間一般是如何流逝。

觀察已經走了多遠

即便你先前不曾嘗試生活計畫、沒思考過自己的飲食、這輩子沒在運動，或是不曾想過改善健康──每個人都是從某個地方起步的，而且很少會是完全從零開始。

就算你感到目前人生的方方面面都處於谷底，我可以保證不是的，因為那不可能。所以當我要你「觀察已經走了多遠」，意思是回顧你的人生，想一想曾經有過進展的任何一個領域。

答案不一定要與健康有關。人生中的各種面向都可以，不論是工作、嗜好、學業、技能、為人父母或身為朋友、某項工作或家務，只要理論上你能觀察與誠實說出：「你知道嗎？相較於從前，這件事我的確現在做得比較好。」

真的，你要回溯到多久以前都可以。有必要的話，可以一路回顧到童年，因為這個觀察練習的重點是提醒自己，你一度不擅長某件事，但你成長了，你變得更好。你先前因此感受到的滿足感與成就感，有可能因為做到我在本書推薦的改變，再次感受到——相信我，真的會。記住這點就對了。

觀察你的思緒

我們常常不是很確定，自己為什麼處於某種情緒（快樂、悲傷、冷漠等），為什麼比平常少了一點動力，甚至是多了一點動力，或是為什麼那一刻會有那種感覺。不過該怎麼說呢？只要花時間聆聽自己，答案就在我們心中。

我們內心深處的想法，如獨處時刻、腦海中想的事等，都深深影響著我們，決定我們會踏上哪條路。不論是什麼事，思緒會在情緒上、身體上、精神上、心理上，以你可能甚至都沒意識到的方式影響著你。這就是為什麼必須抓住每一個機會，觀察自己當下在想什麼，問問那些念頭是否以正面或負面的方式影響到你。

這不是要你對自己做心理分析，而是花幾秒鐘隔絕外面的世界；專注於腦中正在上演的任何主題、憂慮或念頭；此外，密切關注那件事讓你有什麼感受。你希望忘掉嗎？還是希望牢牢記住？那件事讓你微笑嗎？或是令你難過或有壓力？不論是什麼事，你要加強意識到心裡在想什麼，以及是否通常正面多過負面（或負面多過正面）。

觀察是否真正投入：這一刻你感覺如何？你是否認真對待──亦或敷衍了事？因為事情是這樣的：如果你走一遭，只是為了能說「我有來」，那麼你不會活出最精彩的人生，本書幫不上什麼忙。

你是否會有某些星期比較無精打采？會不會某幾天比較沒動力，難以遵守本書的計畫？如果請你在一天之中，重複問這個問題，答案是否會隨心情改變？是的，以上皆是。不過，我需要你盡量認真投入，才會有效果。因為若是心不在

焉，我可以向你保證，你明明有該替自己做的事卻不會努力，還更可能忽視（而不是注意到）需要花力氣、花心思的事。因此，如果你只觀察一件關於自己的事，那就觀察你是否認真投入──這件事會替其他每一件事定調。

所以問一問自己：「我是真心投入嗎？我準備好下功夫，逼自己多犧牲一點，多付出一點時間嗎？」一有機會就這樣問自己，因為在答案是「Yes」的日子，你也將觀察到最多的成效。

CHAPTER 4

感謝

我有一年打美國網球公開賽（US Open）的八強賽，從頭到尾只想著：「天啊，我打得也太糟了吧——太恐怖了！」我拿下第一盤，接著第二盤也領先，但最後還是輸了。一直到幾年後回顧這場比賽，才發現：「我明明以6-2、3-1領先……為什麼會覺得表現超差？打得很好啊！」然而在比賽當下，我覺得每一件事都沒做好，而那種心態毀掉了剩下的比賽。

在那之後我學到，人必須習慣隨時記住——經常感謝有多麼重要。即便在當下想要更多，有努力卻沒獲得回報；就算想要更好，但還差很遠；雖然想要完美，卻一點都不完

美。此外，也必須**肯定當下已經做到的事**，感謝起步後進步了多少。如果想要更上一層樓，那就感謝雖然還是不免犯錯，在錯誤中仍數度體會過「完美的時刻」。努力做到最好固然重要，同樣重要的是在沒處於最佳狀態時，也要以正面的方式看待自己。別誤會我的意思。做錯就要承認，百分之百的誠實很重要，但即便是最小的事，也要看見做得好的地方，替自己加油打氣。

忠於自我

我從小在耶和華見證人（Jehovah's Witness）的教會長大。《聖經》：「你們說話，是就說『是』；不是就說『不是』。」我的母親堅守那句話，永遠告訴我：「如果你答應了某件事，就要信守諾言。如果你拒絕，記住你可以拒絕。不過，無論你怎麼回答──說出口就不要反悔。」我因此從小篤信除了不要口是心非，也要堅定不移地維持信念，忠於自我。

不論在場上或場下，我永遠試著感激大大小小的成功，感謝我有這種福氣。即便我從體型到攻勢猛烈的打球風格，一路上遭受各式各樣的批評，我不曾因為別人的看法改變任何事。我永遠試著擁抱讓自己與眾不同的事，現在換你了。

許多人很難感謝現狀。不過，即便你自認某件事不成功，只要睜大眼睛看或是努力找，就會發現身旁永遠有很多「小小的勝利」。不論你在嘗試健康的生活方式時，自認失敗過多少次，沒關係。就算你認為和健康還離得很遠，所有人都至少擁有一、兩個健康的習慣。

你要慢下來，意識到一天之中有小小的勝利。我們跟雜耍一樣，太執著於用棍子轉起下一個盤子，卻忘了抬頭看一眼，那些已經毫不費力在空中旋轉的盤子──那是我們已經養成的健康習慣，固定會做的事情。雖然習慣了，但的確存在。相信我，你一定認得出來，因為這就是感謝的力量。你會發現在生活中，你已經打好哪些健康的基礎。

如果每天至少感謝一件事，日後會更能輕鬆地擁抱或養成其他健康習慣。就連過去一直因各種原因，最後半途而廢的新練習也一樣。

若能肯定自己的生活型態存在好的地方，有助減少焦慮、憂鬱、壓力與負面情緒，一整天感受更好，晚上睡得更香。你會更能看到身旁現有的支持，在遇到艱難的時刻，知道能依賴誰、向誰求助。此外，你將意識到自己的能力，提升自信心，進而做出更聰明、更健康的選擇。最後，光是更清楚認知自身生活有一定的基礎，就更不可能因為感到一無

所成,鬱鬱寡歡,陷入某些不良的生活型態習慣。

不過,不只要感謝達成的事,也要感恩失敗。人生是一個過程,永遠不會是一條直線,步步高升。相信我——我對於輸贏有一點了解。在健康的路上,你如何回應任何挑戰、錯誤與陷阱(我們**必然**會遭遇險阻,而不是有可能而已),將決定你會摔得多重或飛得多高。試圖做對的事會有很多不順利的日子,所以一定要了解,「起起伏伏」與「高低潮」全是這場遊戲的一部分。因此,本章要你珍惜的事物有可能令人意外,但重點是碰上那些時刻時,知道如何以感恩的心面對,從中學習,勇往直前。

能產生正向影響的感謝

當你感謝生活中的任何面向,想一想以下三件事:

你開心或自豪,是否為了對的原因?我會這麼問,原因是或許你擁有令人印象深刻的才華與成就,但你感謝的源頭是什麼,是什麼帶來自豪或快樂?

舉例來說,如果你每星期達成一定的運動量,但你運動是因為喜歡在健身房吸引目光,這是錯誤的理由。我們感謝

的事不該是為了取悅他人，或是獲得別人的認可，而是不論別人怎麼想，我們都覺得這樣很好。

生活中有哪些正面的選擇或健康活動，完全歸功你一個人？很奇怪的問題，對吧？但我要你問自己這件事，因為如果講得出來，證明你能把正面的事物帶進自己世界。這個問題能提醒你，你曾經在某一刻意識到某件事或某個決定，對於更健康的生活來講很重要，於是你堅持信念，在生活中貫徹到底。

或許是你成功多吃蔬菜，擁有充足的睡眠。或許你開始運動，做出聰明的決定，控制住血壓。不論你做了什麼有益於健康的選擇，我要你提醒自己是因為你，你做到了。每一件事都是在證明你的能力——沒有什麼好辯駁的。

能否讓目前的健康習慣更上一層樓？意識到與慶幸生活中擁有的正面事物後，還能思考如何好上加好，加強每一個習慣。

舉例來說，如果你意識到某位好友支持著你，鼓勵你過更健康的生活，那就問如何能在原本的基礎上，強化這段友誼。如果你自豪外食的時候，已經能做出聰明的選擇，那就問可否吃得又更聰明一點。

把注意力收回到自己身上

如果你才剛展開新生活計畫,缺乏靈感也沒關係你將在接下來的章節學到大量的訣竅與技巧。這裡只是要你開始以精益求精的方式思考,因為如果想像如何提升現有的健康習慣,能成為你的第二天性,便可以事半功倍的方式,讓生活形態達到新境界,有如在堅固的地基往上蓋。

當我們忙個不停時,有可能覺得做了很多事,但情感與精神上都感到空虛。我們太容易忙著追逐下一個目標,或是下一件事,沒力氣關注身旁的人。

然而,當我們的生產力不僅用在上天召喚我們做的事,而且還能努力活在當下,我們的情感與精神境界將獲得提升。我們因此能停下腳步,感激身旁的事物,喘一口氣,看清楚自己拚了命也要得到的東西,究竟是什麼。只要停留個一秒鐘,你有可能發現自己追求的是被愛的感覺——而那份愛就在你的周圍,但你一股腦往前衝,錯過了愛。

感謝你的飲食

觀察完飲食後,接著是肯定你自然而然做對的事,並且

加以稱讚。不過,當你做錯,不論是什麼錯,不要浪費任何一分一秒懊惱。

我是說真的。重點是感激,而不是批評或一次次責怪自己,為什麼做了或沒做某件事。在飲食這一塊,即便沒做到完美,甚至是做錯了,你要替你做到的事,或至少是嘗試過的事——拍拍自己鼓勵一下。

不過,在飲食方面,除了可以感謝做正確的事,也可以多花一些時間,肯定吃下肚的健康食物的某些面向,甚至是肯定吃法。在飲食習慣方面,你可以確認是否在一天之中做到以下幾項「感謝」。

感謝已經在吃的健康食物

隨便拿起一本談飲食的書,看到書上說哪些東西不該吃,對身體不好,讓人難免會有罪惡感。不過,不管你是什麼樣的人,就算是健康飲食習慣最差的人,偶爾也會有好習慣——肯定自己這點非常重要。在你開始改善壞習慣時,要感謝已經有的好習慣。

首先,感謝讓你想起自己有能力做到的事。我有太多朋友因為自認沒能力改變,放棄嘗試健康飲食。然而,如果你

每天花時間,感謝原本就有的任何健康營養習慣,你是在向自己證明,你比想像中厲害。

再來,你還會順便被提醒,自己不是從零開始。當你感到要從谷底爬起,有可能甚至還沒開始爬就氣餒了。然而,生活中有我們希望改善的領域,但也有已經成功的領域。肯定已經做到的事除了能激勵自己,還能定期提醒你與目標的距離,其實沒有想像中遠,畢竟你已經奠定了一定的基礎。從某種意義來說,你挪動起跑架的位置後,離終點線也更近一些。

感謝每一種營養素

每種健康食物,至少含有一種對身體好的東西。或許那就是你起初吃那樣東西的原因。這有點像是如果你覺得自己生病了,想多攝取一點維他命 C,因此伸手拿了一顆柳丁,對抗讓身體不適的病毒。

不過,當你那樣做時,是否還感謝連帶吃下三克纖維,以及水果內含的半杯水分?大概沒有。不過,這下我告訴你,一顆正常大小的柳丁除了維他命 C,還含有纖維與水分,你難道不是更自豪吃了柳丁?

你懂我想說什麼了嗎？健康的食物不會只有一種益處。舉例來說，很多人感到需要多攝取一點纖維時，會選擇吃蘋果；而蘋果還能降低膽固醇，又富含類黃酮（flavonoids）與植化素檞皮素（quercetin）——兩者都有助於攻擊在體內損傷 DNA 的自由基。

自由基與癌症等損害細胞的問題有關。其他例子包括我見過人們把聖女番茄當成零嘴，因為卡路里低，但番茄也富含葉酸、維他命 B_6 與茄紅素，同樣是能摧毀自由基的抗氧化物，降低中風風險。

改變身體的渴望

不論你目前會吃哪一種健康食物，當你多花一點時間，真正了解與感謝那樣食物帶來的一切好處，將提升那樣食物在你心中的重要性。你會更看重那樣食物，因為你意識到隨之而來的每一項好處。

嘿，別緊張。我沒期待你把吃下肚的每樣東西，全都一一弄清楚含有哪些維他命、礦物質或抗氧化物。一開始先感謝比較明顯的就夠了，接著再好奇食物裡還含有哪些寶藏，悄悄守護著你的健康。你愈把好處和聰明的選擇連結在一起，日後愈可能伸手拿健康的食物，而不會挑垃圾食物。

感謝吃下與喝下的每一口

相信我,我有時也有東西吃太快的問題,尤其是如果我人在球場上,或是趕著做某件事,只能快速充飢。然而,慢下速度、細細咀嚼食物,好好感謝每一口,就會發生好事。

最明顯的好事是你不必克制,自然就會吃得比較少。胃大約需要 20 分鐘,才能讓大腦知道吃飽了,因此你愈細細品嚐食物,大腦會更有時間充分接收到訊息。知道身體已經獲得一切所需的營養後,就不會想吃那麼多。

不過,我發現細嚼慢嚥還有附帶的好處:如果增加咀嚼時間,例如你可以想像吞下前至少咬 30 下,但如果會造成太大壓力,不一定要強迫自己數,你會更清楚自己到底吃下什麼。

什麼意思呢?加工食品,例如白麵包、蘇打餅、蝴蝶脆餅、熱狗等,沒有太多的營養價值,一般只需要咬幾口,就能在口中分解。這是為了讓這些食物保存更長的時間,所以製作過程流失大量的纖維、維他命與礦物質。新鮮蔬果等更健康的食物則通常需要多咀嚼幾下,因為它們富含更多營養素。你愈常練習細細品嚐每一口,便愈知道哪些食物營養價值高,必須咬久一點——哪些則根本不值得花時間吃。

感謝你挑的烹飪流程

嘿,我不是營養師,但我知道同樣的食材,有的烹飪方法比較好,有的比較不好。別假裝不知道,你其實心裡也有數。如果我問「蒸魚和炸魚」哪一個比較健康,你能昧著良心說不知道嗎?你當然知道,因為每個人都懂若選擇較好的烹調方法,避開不健康的,就能食材不變,但會去掉不健康的油脂與過多卡路里。

這就是為什麼在吃正餐或點心時,如果可以的話,我要你問自己,是否有更好的烹調或準備方式,比方說你是否決定遵守最聰明、最健康的那一個?不確定?從最理想到最不理想的提示如下:蒸、烤、烘焙、炒、煸、煎、炸。

如果你挑了最佳的可能選項,記得讚美自己,肯定自己做到的事。如果你沒挑那個選項,也沒關係。相信我,你能意識到食物可以用更好的方式烹調,已經很好了,因為當你意識到這件事,下次更可能做出較理想的選擇。

感謝你的活動

大部分的人會埋怨運動後肌肉痠痛,整個人很累。當我

因為打網球、健身或從事某種體能活動，感到痠痛疲憊，事後不一定會享受那種感覺，但那會提醒我，有這種感覺是因為做了對身體好的事。我感謝短暫的不舒服，因為能讓我想起開頭的原因是什麼。

一切要看你怎麼想，轉變態度會改變全局。我要你從現在起感謝體能活動結束後的感受，因為那代表你完成了某件事。你投入讓自己隔天會更健康一點的活動。你證明了因為你值得被好好對待，而把時間花在自己身上。

關於值得感謝的

不過，我要你不只感謝活動後的感受，其他事同樣值得感謝。感謝會提升自信，想起自己有能力做到的事。

感謝你能取得的資源。燃燒脂肪、鍛鍊瘦肌肉（lean muscle）、維持心臟健康，其實都不難。在接下來的章節會展示，只需要很少的器材便有辦法做到，但其他任何運動選項都還是可以考慮看看。

或許你住在公園附近，有最美的步道可以跑步；或是你住的大樓附設健身房；或許你的工作提供健身房會員福利；或是你很幸運，住在氣候溫和地帶，更常能在外頭活動。或

許你住在天天都能散步的城市，或是可以選擇氣喘吁吁爬十二層樓梯回家。我們都擁有一些值得感謝的資源，不過關鍵是意識到有這樣的東西並加以利用。因為當我們抓住眼前的機會，將有更多好事降臨。

感謝你的體質。我或許適合打網球與其他兩、三種運動，但不代表我的身體適合世界上所有的運動或活動——你也一樣。你的身體是否天生適合長跑，但試著游泳時，整個人就像石頭一樣沉重？你的身高是否不足以從事某些運動，但是對其他運動來講剛剛好？你是否上半身太重，不適合慢跑，但擁有最適合划船的寬廣上身？柔軟度尚不足以做瑜伽，但擁有騎單車需要的有力雙腿？

人體就是如此奇妙——我們天生有不同的體格！讓你無法在 A 活動拿第一的身體，有可能讓你在 B 活動占優勢。與其執著於因為體型、體重、身高或任何事，而無法在某些活動拿到好表現，不如喜歡你身體與眾不同的地方，感謝那個特點讓你具有優勢從事特定活動。

感謝你能參與的事。大家都聽過一種說法：失去，才會明白自己擁有什麼。我們對於身體能做到的事也是這樣。想像你的身體已經不能跑步，肌肉虛弱到連空的玻璃杯都抬不起來，更別說是啞鈴。你的後背太緊繃，彎腰時連膝蓋都摸

不到,更別提想碰到腳趾。

下一次當你人在健身房、公園,或是任何人們活動的地方,花個一秒鐘環顧四周。別把注意力擺在身材比你好的人身上,改為關注那些做不到你能做的動作的人。好好體會一下自己有多幸運,能蹦蹦跳跳,有辦法運動。不論你選擇從事什麼活動,意識到自己有多幸運後,心態會更正面,從活動中獲得更多益處。

感謝不會立即顯現的效果

藉由規律的運動與活動,鍛鍊出一生中最好的身材,不是一朝一夕的事。我知道這句話聽起來像瘋子,但你應該為了無法一蹴可幾而感到興奮。

為什麼這麼說?你想想,任何值得達成的成就,一般都得耗費大量的力氣與時間。反過來講,如果是直接送上門的東西,或是靠走捷徑辦到,就不會那麼珍惜了,對吧?如果你數學考試拿到 A+,但其實全靠計算機,你會對此十分自豪嗎?你會比較珍惜哪一個?無緣無故塞給你的東西;還是努力存錢,費了一番功夫才得到的東西?

透過多動改善健康與身材,或許是緩慢的過程,但只要

有耐心,持之以恆,一定會成功。當然,有可能不會立刻見效,但你很快就會喃喃自語:「哇,我變壯了!」或是「我的腿現在穿短褲好看多了。」這種事絕對不會一夕發生,但那一天終會到來。等那一天來臨,感謝需要花時間的過程,將帶給你更深的自豪感。

感謝你擁有的時間

我還沒碰過有誰說自己不忙的。每個人永遠都說自己超忙,每天幾乎沒時間完成所有該做的事。生活就是那樣,對吧?但事實上,你永遠能找出時間改善自己──重點是你要渴望改善自己。

只有你自己知道你真正有多忙、實際上有多少空閒時間,以及把那些時間用在哪。嘿,這裡沒有要批評什麼,只是要你感謝,自己擁有的時間的確多過想像。你要感謝的確有時間運動,因為一旦承認這點後(即便只向自己承認),日後就比較不會找藉口,說沒空維持健康。

不過也要記住,你的確會在某些日子能挪出的時間較少,因此萬一無法每天投入相同的時數朝目標邁進,也不必自責──能做多少是多少。這和存錢沒什麼不同。你每次存的數目不一定一樣,但還是會積少成多,一段時間後有複

利。管他有多少,你只要感謝有時間改善自己就好。

感謝自己試了

我在某些日子連動都不想動。累得要死的時候,根本不想打網球或從事任何活動。不過,即便是在狀態最糟的日子,如果強迫自己起身嘗試,每次都會發生相同的事:幾分鐘後便漸入佳境。我的心情開始好起來,雖然先前喊著沒力氣,但突然間完成整套的訓練或練習。當然,或許那天的表現不會很好,動作沒平時快或是不夠有力——但我去練習了。總之,即便當天不想動,踏出第一步,並且試著做做看就對了。

來吧,現在就承認是否會有某幾天,你的活動表現只能說是欠佳?你是否偶爾會縮短健身時間,因為當天還有更重要的事要做?絕對會有那種時候,沒關係的,但記得感謝自己努力過了。

即便在某些日子,你沒做到對自己的期待,也要感謝自己還是現身了,沒被登記為缺席。感謝有做總比沒做好。在那樣的日子,只要你是真的只有那麼多的時間或力氣,每個一點點都算數。

感謝你身邊的人事物

自從得知罹患自體免疫疾病，我開始感謝以前沒謝過的事。我超脫正在經歷的事，看著人生的其他領域，感謝自己多幸運——尤其是感謝身邊的人。

觀察過身邊的人之後，你會更清楚地意識到，自己究竟有多幸運。有些人不管發生什麼事，永遠支持你。不過，他們現在在，不代表永遠都會在。

不論是認識一輩子的人或者才剛認識，每段關係都需要花力氣維持。不過，雖然需要用心，不代表要到壓垮自己的程度。有時只需挪出一點時間，用適合的方式感謝生命中出現的人，就能讓關係持續成長。

透過積極聆聽來感謝

不管交談對象是誰、來自哪裡、是做什麼的，全都沒關係。我相信每個人都能教我們東西。不過，除非你把更多時間用在打開耳朵，而不是打開嘴巴，否則你無從感謝圍繞在身旁的知識。

認真細想就會發現，大部分的對話就像網球賽，一來一

往。你一言，我一語。然而大部分時候，人們並沒認真聽另一方試著傳達的重點，急著等對方說完，換自己發言。

不論和誰對話，與其只是等待開口的機會，不如感謝能有這場對話，認真聽對方想說的話。事實上，你應該挑戰自己，試著不把對話導回自己身上，做到一件事——依據對方剛才告訴你的事，問一個問題，進一步了解對方在想什麼。

我知道這乍聽之下很簡單，尤其是你可能自認平時就認真聽人說話。然而，一直到你有意識地積極聆聽，八成才會突然發現，大部分的對話的確像網球賽。請試著在一天中不論遇到誰，以這種方式進行每一場對話：目標是試著找出對方能教你什麼。我保證對方離去時會更開心，因為你認真聽他們講話。換個角度思考，你也可能在散場時，慶幸能聽到對方分享。

感謝某一刻

我的新嗜好是玩密室逃脫。我知道這很燒腦，但我很喜歡，因為能和自己鬥智，還能提醒我每個人以不同的方式想問題。一旦進入遊戲，大部分時間都在解謎，你必須完全跳脫平日的思考方式，才有辦法脫身。

現在我常和親朋好友，例如我的外甥女、妹夫、妹妹、媽媽等，一起去玩密室逃脫，結束後拍照吃晚飯，聊遊戲中發生的事。我甚至有一張照片是全家人看起來驚慌失措，忙著逃離一頭暴龍，當然，那是用綠幕拍的。賽琳娜看起來嚇壞了，但同時還在自拍！密室逃脫能讓我和最在乎的人，以新方式製造與分享有趣的時刻。我經常在一星期中的不同時候，想起那些點點滴滴。

上一次你的腦海浮現美好回憶，是在什麼時候？上一次你看見或聽見某樣東西，例如照片、一首歌或是從雜亂抽屜裡挖出的東西，接著想起和某個人共度的美好時光，是什麼時候？不必是經典回憶，只要能讓你心情好或微笑，任何事都可以。

與其只是在腦中靜靜重溫那一刻，接著立刻拋到腦後，不如停下手上所有的事，專心想著那個回憶，讓回憶再待久一點，不一下子出現，一下子消失。接下來，聯絡和那一刻有關的人，提起那件事。

這花不了太大的功夫，依當時狀況選擇適合的聯絡方式，例如傳簡訊、電子郵件或打電話講兩句話。不過可能的話，當回憶湧上心頭時就立刻聯絡。重點是和當事人分享那一刻。

分享能讓你想起美好時光的點點滴滴，尤其是如果朋友回應你時，講起你忘記的其他細節，還能放大那個時刻。不過，最棒的是你們還會因此開啟一道門，約好近期再次從事類似的活動。

感謝讓你走到今天的人

不論你目前在哪，你不是全憑自己走到今天。我知道我不是。

當我想著每一個有幸在人生中遇到的人，真的數也數不完。當你坐下來好好想想，誰讓事情不一樣，讓你的世界朝好的方向走，我告訴你，那張名單會一下子變得很長。

每個人都遇過對自己帶來正面影響的人。或許是老師、老友、鄰居、一起工作過的人，甚至只是很久以前有一面之緣的人。那個人恰巧說了什麼或做了什麼，從此改變你的人生軌跡。

花個幾分鐘列出你的名單。如果可能的話，聯絡對方，向對方致謝，感謝他們協助你朝著人生目標，又多前進了一點。如果沒辦法，那就花個幾秒鐘在心中感謝他們的作為——即便是不經意的行為——接著提醒自己，有時只需要最小的舉動，便能帶來最大的影響。

找出誰是你的對手並感恩

聽好了，不是人生中出現的每一個人，都會是你的朋友。並不是只有運動員才會和人爭輸贏，無論你是否願意承認自己在和某個人相比，那個人或許是工作和你一樣態度積極，想在上司面前有好表現；或許是健身房裡的人在跑步機上總是撐得比你久。這樣的事情有很多，不過只要你認真想一下，八成就能至少想到一個人。不管對方知不知情，總之你有一點小小地在較勁。

如果沒有這樣的人，恭喜你，你是聖人。不過，如果你有，只要不走火入魔，些許的競爭心是健康的。有時我們一開始沒那麼努力，但是當我們追趕跑得比我們快的人時，我們會更努力一點。光是為了不想讓另一個人贏，便能發揮超乎平常的實力。

永遠想一想，誰可能是你的對手。然而，不要因為嫉妒讓想法變得負面。你要感謝這個人的存在讓你更努力一點。接著思考他們因為做了哪些事，得以在你表現不佳的領域獲得成功。更好的作法是鼓起勇氣請教他們，尤其如果他們其實不是真正的敵人。你希望有朝一日能和他們一樣，有他們的成就。

感謝自己

我先前說這可能是本書最難的部分,很容易懂,對吧?我是說,誰真的能做到?在你認識的人當中,有誰是真正全盤接納自己,優缺點都喜歡,好的壞的都接受?

世上最會批評我們的人,通常就是自己。即便身旁的人都說我們做得很好,以我們為榮,我們很難允許自己相信與接受一切的讚美。這或許是因為我們感到要是大方接受誇獎,看起來會很自以為是,幾乎像是不知謙遜,口出狂言:「沒錯,我就是這麼棒。」

然而,如果不每天都以某種方式感謝自己,不論獲得多少外在的支持,你將無法前進。你會畫地自限,無法更上一層樓。我一直相信我們對待人生的態度,將決定我們的高度。你(不)相信自己是什麼,就(不)會變成什麼。所以如果你對待自己的態度,不像你是最優秀的,你是在妨礙自己拿出最好的表現,就是這麼簡單。

感謝讓自己與眾不同的事

為什麼指出自己的缺點那麼容易,宣揚長處卻那麼困難?如果我要你寫下五件希望自己能改進的事,接著又要你

寫五件很喜歡自己的地方，哪一張清單你會寫比較快？我想你已經有答案了——我不希望你處於那樣的心態。

我們認為是缺點或弱點的東西，很多時候只不過是特點——讓我們之所以成為我們——但我們有可能認為是短處，是因為我們拿自己跟別人比。然而，那樣對你不公平。有一件事我很確定：世上沒有人自認毫無缺點，就連你眼中十全十美的人也一樣。

我挑戰，你去找出百分之百滿意自身特點的人。去吧，慢慢找——我在這等你。你找不到的，因為不存在這種人。但無論如何，別將讓你成為你的特質，視為不完美，改成嘗試做到以下兩件事：

1. 接納改變不了的事，接著負起責任。聽著，有一些我們不喜歡自己的地方，卻無力改變，例如希望身高再高一點，或是腳再大一點。然而，與其糾結那些改變不了的事實，不如感謝讓你和其他人不同的地方，然後放下。

2. 找出有辦法改變的事，接著在合理範圍內行動。如果你可以彌補帶有心結的事，那就感謝上蒼，因為這表示你不喜歡的事在掌控範圍內，還能做點什麼。設一個期限取得進展，但如果沒達標，也沒關係。此時與其斥責自己，還不如重新評估情境，設下新的時間線——只要有某種進展就是好

事。不過，如果你確實選了這條路，那就一路上提醒自己，你不喜歡的特質同時讓你獨一無二。

感謝自己有多健康

身材走樣是一回事；萬一健康狀況差到就算有時間，也無法從事恢復身材的活動，那是完全不同的另一回事。

或許你不滿意目前的身體，但你的身體八成在你覺得沒什麼的情況下，替你扛下了許多事。即便你處於一生中身材最糟的時刻，隨時提醒自己，對身體不好的人來說，你有可能是他們羨慕的對象。

真心感謝健康狀況的方法，就是盤點健康。測一測，算一算你的血糖值、膽固醇值、血壓、視力、聽力、皮膚狀況、頭髮濃密程度，甚至你決定要感恩什麼事都可以，只要跟整體健康有關即可。如果不確定，那就做完整的健檢，讓醫生指出你哪些地方做對、哪些做錯。

我實在不認為得了乾燥症，有什麼好感謝的——直到突然間被迫接受。所以說，給自己一點時間，找出健康狀況良好的地方。

感謝每一次的失敗

有時你需要上一課,你甚至不知道那一課是什麼——直到摔倒。

我舉個例子。有一次我參加奧運,輸了第一輪的單打,就連第一輪的雙打也輸了。在那之前,我不曾輸掉任何一場奧運的雙打比賽,但那次賽程每一個能出錯的地方全都錯了。不過,儘管連遭兩次滑鐵盧,我還是被選中出賽混合雙打。我很興奮,也很感激隊友相信我,我期待這次將功贖罪的機會。

於是我上場了。雖然由於前幾場的比賽,我的手臂早已痠痛不已,但我依然使出渾身解數,還好那場終於拿出好表現。理論上,我是搭檔中比較強的,也更有經驗,我們一路挺進決賽,起初以 6-0 領先,但之後失誤頻傳,最後一發不可收拾。我費了很大的力氣才進入那場決賽,一路走來很艱辛,但最後還是輸了。

最後輸的時候⋯⋯媽啊,我真的無法接受!我想著:「我這麼努力,一切是為了什麼?我都努力成這樣了,還要我多努力?」

有好幾年的時間,我一直無法釋懷,因為我滿腦子只有

那原本會是我的第五枚金牌。我今日還在為了輸球耿耿於懷嗎？那當然——我只是凡人。然而，漸漸地，我能夠感謝那次輸球教我的事。我的心思太放在搭檔犯錯，讓心情影響表現——並因此沒救到比賽中的最後一球。我頓悟：「哇，不論那天有多瘋狂，整件事不是因為我沒拚到最後一秒。我會輸與努力無關——只是沒接到那場比賽的最後一球。說到底，我能做的，就只有負責好球場上我自己的部分。」

這是很簡單的一課：我已經在比賽中盡力到不可能再盡力。然而，最後一球定生死——但我得學到那一課，而且後來我釋懷了。問題出在我居然耗費好多年才學到這一課，把時間和精力浪費在懊惱失敗上，而不是想著能學到什麼。那就是為什麼現在我在生活中，每次遇上哪方面的失敗，我都不會陷入沮喪的情緒，而會分析有沒有能從中學習的東西。

感謝失敗的意思，不是要你過度分析這次是怎麼一回事，為什麼失敗，然後鬱鬱寡歡。那不是我要你做的事。感謝失敗的重點是記住，每一件事只不過是一個時刻——包括失敗。你要了解：「嘿，我犯了一個錯或跌倒，但不代表毀了每件事，也不代表永遠都不該再嘗試這次失敗的事。」重點是意識到你不會在人生中永遠都贏——沒有人永遠都贏。你要問自己：是否有下次可以避開的障礙？再試一次時，有沒有可以避免的錯誤？花個幾分鐘感謝及面對失敗，感謝這

次的失敗讓你找出能改善的地方，下次可以用更聰明的方法達成目標。

感謝該放棄的時刻

「放棄的人永遠贏不了。」（Quitters never win.）這句古老的格言，深深烙印在多數人的腦海中，認為永遠都不能放棄。我承認這句座右銘有一定的道理！永遠別放棄自己，也不要放棄你擁有熱情、可以豐富人生的事。然而，如果有些事放在你身上，實在行不通，那就在放棄時感謝。

舉例來說，假設你為了身體好，每星期努力吃十大排行榜上最健康的蔬菜，但青花菜（綠花菜）和抱子甘藍同樣榜上有名，偏偏你又討厭這兩種菜，那麼注定會失敗。又或者跳繩是燃燒卡路里的好方法，但你實在是協調性差，又不耐煩鬆開纏繞的繩子，那麼你困在繩子裡的時間，將多過利用跳繩燃燒卡路里的時間。

我想說的是，本書將建議你嘗試各式各樣的事，也鼓勵你出擊探索我沒提到的其他選項。某些事會讓你興奮多於痛苦。不論是挑選營養的食物、養成健康的習慣，或是你更熱愛某些活動，總之投入你喜歡的，你會因此更可能把聰明的選項融入生活。

換句話說，別擔心做不到的，先感謝你能做的——目前能做什麼就做什麼。相信我，因為一旦你擁抱能做到的改變，接著還真的出現進展，最終就會有勇氣與好奇心，開始做目前還很難做到的事。

CHAPTER 5

平衡

　　你聽過多少次有人說，在生活中找到平衡很重要？那些人說得沒錯，但你得觀察自己是如何遵守這條忠告。很多人努力建立更平衡的生活，但一感到事與願違，便很容易感到沮喪。

　　有的人認為我「有許多成就」，但其實我只是蠟燭多頭燒。不過，誰不是呢，對吧？誰不是整天有一堆事要做？當然，我的職責可能和你不同，但重點是你要讓最重要的事──在健康、幸福、快樂等對人生造成最大影響的幾大領域，永遠有蠟燭可燒，永遠不被放棄。

　　聽起來不可能？的確，但原因大概是你認定一定得在所

有時候，同時做到所有最重要的事。拜託！沒人有那種能力。如果有人說他們辦到了，要不就是騙人，要不就是壓力極大。還會因為試圖同時做太多事，搞到人生的其他面向失敗。我很久以前就學到一件事，最快的失敗法就是事事都做到最滿。

因此，我對平衡的看法有點不太傳統。我不相信人生有可能活出平衡，因為**人生永遠都會不平衡**，尤其是當你努力有某種成就、嘗試新事物、進一步學習、成家等，這些情境（以及其他許多事）自然會導致不平衡。也不一定不好，但就是得耗費時間、力氣、精神，無暇顧及其他有時也很重要的事。

不平衡是邁向卓越的最強能量

我的世界不曾有過「完全平衡」──從來不曾。我只是試圖在不平衡中，製造一些小小的平衡時刻。什麼意思？有可能是更平衡的健身，或是隨時調整飲食，但永遠不完美，但足夠了。也可能是找出在外奔波時，晚上如何能有好一點的睡眠品質。或是需要提振心情時，鼓起勇氣請人幫忙。我因為開始明白自己的生活就是不平衡，事情就是那樣，永遠都會那樣，在情況實在稱不上完美的時刻，不再壓力那麼大。

此外,我也明白失衡的感覺,其實只不過代表著生活中的某些領域需要改變。我應該重新排序,找出哪件事最重要、最不能放掉的是什麼。還有,感受到不平衡,也讓我得以調適可能打亂健康生活方式的情境,因為我明白偶爾會做不到該做的事。如此一來,當我因為做出錯誤決定而搞砸,就不會過度糾結那件事,知道下次永遠能做對——或是當天改成其他事取得平衡。

現在輪到你了。你要在飲食、運動,以及其他與健康有關的面向,做出種種經過深思熟慮的決定。我期待你完全做到嗎?不。你只需抱持一個心態:每一件事只不過是「當下的平衡」。在大多數時刻,你都能試著應用這些技巧,但也要做好心理準備:一定有做不到的時候。每項技巧只不過是以更容易掌握、壓力小一點的方法,協助你讓生活多一點平衡。熟能生巧,多多練習就更能達成與超越你的生活目標。

平衡不易,但可以持續接近

沒有人一週七天、一天 24 小時,分分秒秒都能按照健康的行事曆過活——真的沒人這樣。因此,你在考慮採取接下來書中提供的任何選項前,需要先記住以下三件事。

今天平衡了，不代表明天也一定得平衡。我想說的是，你將從本章中挑選一些想要平衡的事，但成功後不必有一定要保持、從今往後也得這樣的壓力，你還是可以探索其他方式。我的意思是能保持平衡很好，但我期待你「嘗試平衡生活的戰術」。你可以靈活跳換，看看當天比較容易做到哪一項。總有一天，你將能不假思索地運用，再過一段時間，後你也能習慣成自然。

如果當天「只能」平衡一件事，那就瞄準壞習慣。我的問題是晚睡。我有錯失恐懼症（FOMO），討厭在該睡覺的時間睡覺，因為那是一天之中，唯一不會有人煩我、不需要做事的時段。我太愛那段時間，不想要結束。然而，晚睡後隔天就會不想準時起床──導致晚起，接著一整天因此非常不平衡。

通常是生活中不健康的事，偷走了我們拿來做健康的事的時間。換句話說，你花在負面事情上的時間，等同能拿來做正面事情的時間，所以如果當天無法決定要平衡什麼，那就選最能減少壞事的那一個，讓你的健康選擇有更多的成長空間。

重質不重量。我鼓勵你盡量多多平衡生活的各個面向，但要在壓力不會過大的前提下，找到平衡的時刻。我會在接

下來的章節談「撫慰」，詳談壓力的事，但總之如果你為了盡量平衡，開始感到壓力很大或焦慮，那麼壓力帶來的負面健康問題，通常會遠勝你做到的正面改變。所以，不要去計算平衡了多少事，只要記住有總比沒有好，做到一樣勝過完全沒做。

平衡你的飲食

好，到了這部分，你以為我會給出嚴格的飲食指南，或許你能撐過一、兩個星期，但只要晚上和朋友出去玩，或碰上即將到來的節日，你因此破戒，事後懊惱。這個嘛，抱歉讓你失望，但那不是接下來要講的事。我自己的生活不是那樣，我也不期待你那麼做。

首先，即便你希望減掉幾磅不健康的體重，改善外型，這不是一本節食書。況且如果你遵循營養建議，身材好只是結果之一。第二，平衡飲食不代表從醒來到上床睡覺，徹底改變一天中吃的每樣東西。對我來說，平衡飲食只是觀察哪裡做錯、感謝做對的地方，接著試著朝好的方向平衡，一天一點點，逐漸用好的食物取代不好的食物。

我是認真的,因為我天天都在吃垃圾食物。我愛吃派和甜甜圈,有時則非吃到煎餅不可。我目前停不下來的是吃雪球蛋糕(Hostess Snoball),不過我的首選是圓片糖(SweeTARTS)。那是我人生第一個愛吃的糖,從很小的時候就開始。如果身處完美的世界,沒有蛀牙,也不必顧忌血糖值,可以隨心所欲吃糖,我一定會每天吃好幾條圓片糖。

我愛垃圾食物,但我沒否認或忽視這點,而是選擇接受。我不曾想過有可能完全戒掉,即便嚴格來講,這是最健康的選項,因為反正一點都不現實。此外,就算我真的嘗試完全不吃垃圾食物,我痛苦的程度會大過快樂。我確定如果你永遠戒掉不理想的嘴饞,也是一樣的結果。

比起戒除,不如聰明的吃

與其試著用好食物取代所有的壞食物,我更贊成用更聰明的方法讓身體補充燃料。只要有可能,在營養補充上享受樂趣,同時允許自己擁有「開心選項」。只要運用很容易做到的建議,平衡關鍵的飲食元素,就能踏上更好的道路,不必餐餐分析與計算營養素。

平衡能讓你拿出更好的表現,身材也會精實許多,還能帶給身體真正需要的營養。我利用以下方法平衡飲食的各種

面向。

平衡吃東西的時間。兩餐時間如果隔得太久,或更糟的是跳過一餐沒吃,等於是在告訴身體:我正在挨餓,需要立刻進食!

如果手邊沒食物,身體為了獲取能量,會開始分解體內能分解的東西。雖然,你會希望這時就開始分解脂肪,但身體一般會開始分解你永遠不想失去的──肌肉。更糟的是,如果兩餐隔太久,下一餐會想要吃更多。此外,你的身體會嚇到,吃下一餐的時候,不管吃了什麼,盡量儲存卡路里──即便那餐完全沒吃脂肪。

那就是為什麼你在做任何飲食變動前,最重要的或許是平衡吃東西的頻率。你可以替身體安排用餐時刻表,先吃一頓不錯的早餐,接著每兩、三個小時再吃點東西。典型的吃飯時間表可見下方,你可以依據起床的時間調整:

- 早餐:早上 7 點
- 點心:早上 10 點
- 午餐:中午 12 點半
- 點心:下午 2 點半
- 晚餐:下午 5 點
- 點心:晚上 7 點半

當你養成更可靠的進食時間表，平衡飲食習慣，在一天中逐步分配當天的卡路里，不要一次吃太多，避免暴飲暴食，身體就不會覺得有必要經常儲存過量的體脂肪。這是因為——身體學到可以信任你會每隔幾小時就補充燃料，不會讓它感到驚慌失措，導致對食物超出實際需求的渴望，或是吃下一開始就不該吃的垃圾食物。

即便你沒有減重的必要，平衡吃東西的時間，對身體來講仍是一件好事。身體將以更有效率的方式，消化吃下的東西。人體無法一次處理所有食物，需要花時間分解、輸送與儲存你吃下的任何營養素。不過，當你遵守進食時間表，以更高的頻率吃進較小的量，消化系統工作起來會更有效率。額外的好處是身體會從食物中吸收到更多營養，並讓你在一天之中，更常保持較高的新陳代謝，因為消化食物需要燃燒卡路里。

好，那需要完全按照剛才列出的時間表吃東西嗎？別那麼死板，這不是精密的科學。再說了，一整天緊張兮兮盯著時鐘並不好玩，對吧？我只是建議你留意在什麼時間吃東西，平衡進食的間隔，看看身體有什麼感覺。

平衡餐盤上出現的東西。在完美的世界，每次的正餐或點心應該以下三樣都要保持平衡：

1. **精瘦蛋白質**（lean protein）
2. **健康油脂**
3. **複雜性碳水化合物**（complex carbohydrates）

　　由於以下幾點原因，這樣的組合對你有好處：一、身體以不同的速度消化這三種東西——碳水化合物最先分解、也最快吸收；再來是蛋白質；最後是需要最長時間的脂肪。同時吃這三樣，身體就會持續湧入能量，腦袋全天候保持在較為清醒的狀態，比較沒有多數人一天中一般會出現的波動。此外，平衡的能量流（stream of energy）能讓你在兩餐之間不會那麼餓，血糖值一直保持在理想的平穩狀態。

　　為什麼平穩的血糖值這麼重要？當你的正餐或點心不平衡，以碳水化合物為主（尤其是單一碳水化合物，例如餅乾、洋芋片、白義大利麵、白飯，或是白麵粉製成的食物），碳水化合物會被快速消化成醣，進入血流。胰臟為了處理那些醣，會釋放大量的胰島素。這種荷爾蒙會增加身體儲存的脂肪量，同時減少燃燒量。你愈能平衡餐盤上的食物，血糖值就愈平穩，身體分泌的胰島素愈少，身體跟著減少把吃進的食物儲存成額外的體脂肪。

　　目前要挑選哪些食物，能讓你說出：「太好了，我盤子

上三種都有！」由你決定（別擔心，接下來我會教你如何進階）。不過，幾種明顯的營養來源包括：

- **精瘦蛋白質**：魚、雞肉、火雞肉、低脂肉、乳製品、什錦穀物／豆類。

- **健康油脂**：種子、全天然花生醬、酪梨、某些植物油（包括菜籽油、橄欖油、花生油、核桃油、芝麻油、葵花籽油）、冷水魚（cold-water fish，編按：生活在寒冷水域中的魚類。順道一提，魚也算蛋白質）。

- **複雜性碳水化合物**：蔬菜、水果、穀物（例如燕麥、糙米或藜麥）。

雖然我這樣叮囑，需要三樣都很精確嗎？需要計算卡路里和克數嗎？不用，完全不用。我認為「平衡餐盤上的食物」，意思是每一種都吃正常量，並從巨量營養素（macronutrient）的角度——即健康油脂、精瘦蛋白質與複雜性碳水化合物，持續注意餐盤上放了什麼。

如果你在熟練前需要一點靈感，接下來是幾種讓盤子上的食物保持平衡的方法。

來一頓均衡的早餐

- 1 湯匙的杏仁醬，塗抹於 1～2 片的黑麥麵包，再加 1 杯牛奶。

- 1 個全麥貝果，加 1 片番茄與 2～3 盎司（編按：1 盎司約 28 克）的煙燻鮭魚。

- 用全蛋 1 顆、蛋白 3 顆、加 1 把嫩菠菜製成歐姆蛋，配上幾片橘子。

- 1 份燕麥加切片草莓，淋上少許亞麻仁油，搭配 6～8 盎司的低脂牛奶。

- 全蛋 1 顆、蛋白 3 顆、加 1 把切塊蔬菜製成的歐姆蛋，搭配 1 份切片水果。

- 1 杯黑莓優格與 1 個全麥貝果。

- 1 片全穀鬆餅、1 把覆盆子、6～8 盎司的脫脂牛奶。

- 6～8 盎司的無脂優格，撒上少許切碎的胡桃，再加 1 把藍莓攪拌。

來一頓均衡的午餐

- 3～4 盎司的切塊雞胸肉，1 杯無麩質的義大利麵，淋上少許橄欖油，配菜是荷蘭豆。

- 2 片全麥吐司擺上鮪魚沙拉（混合礦泉水的鮪魚、四分之一杯的脫脂美乃滋、少許新鮮蒔蘿）。

- 將 3 盎司的漢堡肉排（瘦肉）、1 片切達起司，包進全麥皮塔餅，再加上菠菜、酪梨與番茄。

- 在黑麥麵包放 3～4 盎司的火雞胸肉，再加生菜、番茄、洋蔥、葵花籽，以及半杯綜合莓果。

來一頓均衡的晚餐

- 3～4 盎司的外側後腿肉烤牛排、1 杯長米、1 杯淋上少許橄欖油的蒸青花菜。

- 3 盎司的油性魚（fatty fish，編按：富含魚油的魚種。例如鯖魚、鮭魚、鮪魚）、1 顆甘薯、1 杯蒸四季豆。

- 3～4 盎司的豬里肌、1 顆番薯、1 杯淋上少許橄欖

油的什錦蔬菜。

- 3～4 盎司的菲力牛排，搭配撒上葵花籽的什錦蔬菜，以及 1 杯蒸花椰菜。

- 3～4 盎司的蝦子、1 杯烤甜椒、番茄與蘑菇（串成烤肉串）、半杯庫斯庫斯（couscous，又稱北非小米）混入半盎司的烤芝麻籽，外加一杯淋上少許橄欖油的什錦蔬菜。

- 3～4 盎司的（烤）雞肉、0.5 杯藜麥、1 杯蒸青花菜。

- 3～4 盎司的內側後腿肉牛排、1 片酸種麵包加 1 片酪梨、1 杯淋上少許橄欖油的荷蘭豆。

來一頓均衡的點心

- 1～2 片烤瑞士起司、1～2 片淋上少許橄欖油的烤牛肉捲、1 盎司的開心果。

- 1 個全穀貝果塗上全天然花生醬，加上 0.5 盎司的葵花籽。

- 1杯茅屋起司（cottage cheese），混合1杯藍莓與0.5盎司的奇亞籽。

- 1杯脫脂牛奶與1顆梨（切片），再塗上1湯匙的杏仁醬。

平衡你的水分

不論你為自己訂了什麼目標，改善平衡的時候，補充水分絕對是最重要、需要盡快做到的事。

在一天中喝足夠的水，你將感到更飽足，抑制食慾，比較不會渴望吃不健康的食物，或是吃飯時攝取超出身體所需的卡路里。不過，我覺得這些只是小事。水在幕後發揮的作用，才是多喝水的重點。

你全身上下的每個系統都需要有水，才能順暢運轉。水忙著把維他命、礦物質與其他營養素，運送至你的細胞，還負責排毒、維持血壓，恆定體溫，緩衝器官與關節受到的碰撞與傷害。

水極度重要。甚至只要流失體重1%的水分，就會干擾身體的新陳代謝（一天之中因此燃燒較少的卡路里），導致

送往全身的氧氣變少（造成疲憊，進而影響整天活動）。多數專家認為從精力的角度來看，那樣的水分流失有可能導致表現下滑一至兩成。

我個人喜歡一早起來先喝 16 盎司的水。一天結束時，再喝 16 盎司的溫檸檬水，因為我覺得好喝又舒服。吃完午餐與晚餐，我也會喝 16 盎司的水（用餐期間不喝——吃完才喝），加起來一天是 64 盎司（約 1.8 公升）。我可能還會額外再喝水，不過這樣讓我不必費心思考，就能追蹤一天是否有喝水。

好了，現在問問自己，最適合你的平衡水分攝取的方法是什麼？

- 我可以按照傳統的說法告訴你，一天至少喝 8～10 杯水，一杯 8 盎司。

- 我可以要你每天早上量體重，並每天喝一半體重的水，單位是盎司。舉例來說，假如體重是 150 磅，那就要喝 75 盎司的水（150 除以 2 等於 75）。

- 我也可以拿掉所有數學，直接要你隨身攜帶水瓶，裡頭至少要裝 16 盎司的水。這樣一來，就能從早到晚一直喝水。

老實講，以上三種情況大概都能讓你喝得比現在多，因為大部分人一般會整天在脫水狀態下走來走去，永遠沒意識到自己水分攝取不夠。無論挑哪一種方法，大概都會比你目前的狀態，更能平衡你的水分攝取。此外，接下來再提供幾個建議：

1. 別等渴了才喝。 等到有渴的感覺，你已經脫水，身體正忙著替你應對，從任何能找到水的地方抽走水：你的腎臟、胃、結腸、任何想得到的地方都有可能。當你記住身體裡的每個細胞都有水，就能想像身體向自己借水要付出的代價。相信我，不值得這麼做。

2. 不要等開啟一天了才喝。 每天早上醒來你已經落後於功率曲線，因為身體處於缺水狀態──這還是上廁所之前。因此，我堅持在碰其他飲料（包括咖啡、茶、果汁）前，至少先喝滿滿一杯水。你可以直接在床邊擺一杯水，早上醒來就能一邊喝，一邊想今天一定要完成的事。

3. 不要只喝傳統說法的水量。 比起喝太少水，喝太多會不會失衡？我覺得不太會，尤其如果你符合以下幾項：

☑ **愛喝咖啡或偶爾會喝酒**：含咖啡因的飲料與酒精都會利尿，所以喝下去後，會帶走體內水分。大約要喝 2 杯水，才能彌補僅一杯咖啡或酒精飲料帶走的水分。所以

喝咖啡或喝酒時，手邊要備好一杯水。

- ☑ **運動或打球**：如果你固定運動（如果沒有，下一節「平衡──你的活動」很快就會要你這麼做），一天至少要喝 10 ～ 12 杯水，也就是一天大約喝 96 盎司。我的最佳建議是增加數字，強化平衡：運動、健身或任何需要動起來的時候（打理庭院、和孩子在戶外玩等），可以大約每 15 分鐘，就喝額外 6 ～ 8 盎司的水。你也可以在健身前量體重，完成後再量一次。你掉的每一磅，九成九都是水分流失造成的，所以輕一磅就喝一品脫的水（16 盎司），讓體內水分回到平衡。

- ☑ **在炎熱的環境中生活或工作**：如果你在炎熱的地方待上任何時間（炎熱的戶外，甚至是溫度過高的建築物內），有可能在不知不覺中，每小時流出等同 2 杯水的汗。如果碰上這種情況，我建議在踏進高溫處前，至少喝 4 ～ 6 盎司的水，接著每 10 ～ 15 分鐘，喝 6 ～ 8 盎司的水，維持平衡。

平衡可以隨手拿到的東西

人都會貪圖方便。換句話說，有機會的話，我們會伸手拿最近的東西，不拿遠的。

嘿，這沒什麼不對——最小阻力之路，對吧？但事情是這樣的，如果你在食物方面，讓順手的程度更聰明一點，就能「讓事情對自己有利」，不必耗費腦力，也能做出更健康的選擇。不只是你吃進和喝下什麼，甚至是你的飲食方式也一樣。

順道一提，我沒要你丟掉所有的垃圾食物。還記得我的承諾嗎？方法要簡單、享受與令人興奮？把愛吃的全丟掉，一點都不享受。我只是建議你想一想，如果某樣食物對健康不太好，看看有什麼辦法，讓你「取得」的方式會更平衡一點。在吃下任何東西之前，先平衡好以下幾點飲食原則，就能維持營養均衡。

調整你儲備的食物保持平衡

一般來講，我們翻找冰箱或食物櫃，不是因為好奇裡面有什麼——而是肚子餓了。也就是說，每一樣東西都可能拿來吃，老實講，當我們很餓，想快點吃到東西，通常會做出較差的選擇。做點改變，提高聰明飲食的機率，事情將更有利於你——如果你願意花時間以正確的方式做好準備。

以一換一。我們的冰箱或食物櫃裡，都有好食物和壞食物的比例。快速計算一下，看看你的食物百分比是多少，有

多少是健康的食物——以及承認吧——有多少是垃圾食物。不必算得很精準,大概抓個比例即可(例如,2：8、3：7、5：5)。接下來,每次你買菜時,改變這個數字。看著購物車,檢查你放進去的比例,加以調整,讓家中食物出現更好的「好壞比」。光是買過一、兩次菜,家中的食物比例就會對你有利。(只是別忘了每兩個星期就要評估一次,永遠持續平衡)。

兩害相權取其輕。聽著,你家會有糟糕的食物,原因是你出於某種原因喜歡。如果原因是你愛吃鹹食或甜食,那就想一想其他也能滿足這種口腹之慾的食物。你喜歡某種垃圾食物,是因為能隨手丟進包包裡帶著走?那就找同樣方便,但比較有營養的食物。愛買現成的食物?那就看看有沒有比較容易壞的版本,加工程度沒那麼高,防腐劑少一點的。

嘗試「少即是多」的方法。抓出冰箱或食物櫃裡不健康的食物,寫下以盎司為單位的淨重,接著挑戰自己,找出店內有沒有賣容量更小的包裝。老實說,以價格而言,多數產品的小包裝不一定划算,但想一想:你寧願購買 2 磅裝的脆餅條,省下 1 美元;還是寧願因為買了小包裝,損失 1 美元,但減少吃太多餅乾的風險,防止暴飲暴食?相信我,少即是多——對你整體健康來講有**更多**好處。

最後,換掉餐具。光是調整碗盤的存放位置,容量大的碗盤和玻璃杯比較難拿到,就能帶來很大的改變?沒錯!因為大部分人坐下來吃飯時,根本不會考慮一份食物該是多少,總之裝滿一盤就對了。

一旦換掉大容量餐具,改成小的盤子、玻璃杯和容器,就算你認為一定得清乾淨盤子裡的食物,也能在不知不覺中,改成攝入比平常少的卡路里,但依然滿足食慾。順道一提,這裡說的「換掉」是指把大的餐具,擺在廚房櫃子最高的一層,搬來梯子才拿得到。

平衡你的活動

許多人認為為了重塑身體,不論是增強肌肉、保護心臟健康、大幅減少體脂肪,就得一星期七天、天天都動,或是逼自己一次次完成高強度的健身,但那根本不是實情。

重點通常是確保活動量變得比目前大一點,就可以了。因為,如果你不滿意自己的身體,你八成尚未平衡自己的活動,但你會的,我保證。

首先最重要的是找醫生健檢,確認你夠健康,可以展開

健身計畫。醫生說沒問題後，如果你的目標是活出更長壽、更健康的生活，而且生活中看起來容光煥發，那麼有以下幾個必須保持平衡的健康領域。

平衡你的肌肉

你絕對需要某種形式的阻力訓練，也就是讓肌肉或肌群抵抗某種阻力，好讓肌肉因疲憊與壓力而分解，重組成比先前更好的狀態——更大、更壯、更結實等，但由你決定要做哪一種阻力訓練。

不論阻力來自運動時使用的各種器材、啞鈴、槓鈴、彈力帶，或是僅利用自身體重，你的身體真的不在乎。只要利用某種形式的阻力，重複同樣的動作若干次，強迫肌肉收縮或感到疲勞，就大功告成了。

為什麼要這麼做？尤其是如果你對變強壯或變結實，一點興趣也沒有？我稍後會詳細講解，為什麼阻力訓練對健康很重要，不過簡單來講，你的瘦肌肉愈多，新陳代謝維持高效的時間就會愈長。因為，瘦肌肉會為了維持自身運作而消耗能量，大約是體脂肪的三倍。光是那樣，就會讓身體一整天燃燒更多卡路里，以及不受歡迎的體脂肪——即便完全沒運動也一樣，甚至在睡眠中也會燃燒。

如何開始？

對許多人來說，開始往往是最難的部分，以下列出幾個對初學者來說，很容易卡住的問題，透過這幾個問題可以快速幫你整理出適合自己的運動方式、頻率和如何漸進式的強化訓練，幫助你更容易開始。

一星期運動幾次？ 美國運動醫學會（American College of Sports Medicine）認為，一般成人的最佳平衡是每個主要肌群每週訓練 2 ～ 3 天，中間至少休息 48 ～ 72 小時，好讓肌肉修復。如果肌肉訓練量低於或高過這個標準，是在製造不平衡，無法見到成效。要不就是訓練不夠頻繁，要不就是使用過度，肌肉永遠沒機會休息與修復。

每種運動該做多少次？ 做一下運動叫一「次」（repetition 或 rep）；而不休息、連續做幾下，則是做了一「組」（set）。不過，該做幾下與幾組要看你的目標。

如果想要明顯看出肌肉變壯，我建議使用的重量（或阻力）要重一點，重到你只有辦法做 6 ～ 10 次。如果想增加肌耐力，那就選用輕一點的重量，能做 15 ～ 20 次會比較理想。大部分的專家喜歡取中間值，同時獲得兩種好處。也就是說你選用的重量，只有辦法做 8 ～ 12 次，肌肉就會疲勞到無法動彈。

至於組數就難講了，因為美國運動醫學會認為，任何運動都是做 2～4 組最為理想，但一般共識是即便只做一組也有效，尤其是剛入門與年紀較長的運動者。

所以你該做什麼？這個嘛，雖然有的健身專家會告訴你，沒有一勞永逸的完美健身法。因為愈常做相同的運動，身體適應的速度也愈快，最後會停止變強壯、結實與健康。關於這一點我稍後會提供解決的辦法，不過目前你該做的事，就是先開始再說。

老實講，我的確喜歡嘗試五花八門的阻力運動，但我的態度是盡量做各種功能性訓練，不只訓練力量，同時挑戰你的核心與平衡。那就是為什麼我接下來建議的健身動作，是六個多關節運動，讓你全身都隨時參與。

不過，為了讓事情變有趣，你將一氣呵成完成這幾個動作，中間不休息，或只休息一下子。這樣不僅能協助你在運動時維持高心率，燃燒更多卡路里，還能更快徹底耗氧，迫使身體在運動後，使用比平常多的氧氣，才能回到正常狀態（其中部分是調節荷爾蒙與氧氣值──一切都要回歸正常）。由於身體光是吸進一公升的氧氣，就得燃燒大約五大卡，身體在恢復時需要的氧氣愈多，你燃燒的卡路里也愈多，即便此時你早已健身完畢，忘了這件事。

CHAPTER 5 ｜ 平衡　　111

如果這個練習聽起來太扎實,別忘了完成整套訓練,一天大約只需要 20 分鐘,一星期做三次(中間休息 48～72 小時)。你有辦法多做一點嗎?當然有辦法。不過,我喜歡以聰明的方式健身,不超過必要的時長,所以目前先保持簡單就好,這是讓身體回歸正常的最佳方法。

我相信看到這裡,部份的人心中可能還存著其他疑慮,我把最多人會感到困惑的問題紀錄與回答如下,希望這麼做能為你移除阻礙的大石,快樂出擊!

這個練習適合初學者、中階人士或進階的運動者嗎?其實三種人都可以。整套動作經過設計,如果有任何太難的動作,可以選擇做輕量版的。如果覺得太簡單,那就做劇烈一點的困難版。

我需要先暖身嗎?需要。做任何低強度的活動 3～5 分鐘,加快血液流向關節與肌肉,讓它們變柔軟,準備好迎接接下來的運動。如果沒有任何器材,你可以原地走路、前後擺手、原地跑或是假裝跳繩。如果有固定式的器材(跑步機、健身腳踏車、爬梯機等),那就設定低速或低檔,使用 3～5 分鐘。

我需要任何配備嗎?準備一對啞鈴即可。如果有好幾對不同重量的啞鈴,那太好了,但如果沒有,買一對就好,重

量就選你能於站立姿勢，高舉過頭約 8～12 次的啞鈴。抓好啞鈴（一手一個），舉在肩前（手掌朝前，手肘朝下）預備。背挺直，手往上伸直，抬起重量，再回到肩膀位置，重複動作。

循環訓練

這個全身循環訓練由六個動作組成。理想上要一氣呵成，中間不休息。每個動作做 8～12 次。完成一次循環後，休息 60～90 秒；接著重複整套循環的六個動作——這樣就完成了。每星期執行 3 次，做完後休息 1～2 天（舉例來說，你可以選星期一、星期三、星期五來做。）

你可以依據自身的能力與舒適度，調整成最適合你的循環訓練。

例如以下的例子：

如果需要休息

- 試試看在兩次循環之間，稍微休息久一點（90～120

秒，或 2～3 分鐘）。

- 試試看在動作與動作之間休息（最多 30～60 秒）。

如果需要挑戰

- 試著在兩次循環之間，少休息一點（30～60 秒、15～30 秒，或完全不休息）。

- 試試看從做 2 次循環，改成做 3～4 次。

鍛鍊動作

1. 啞鈴深蹲

☑ 鍛鍊股四頭肌、大腿後肌、臀大肌、下背與小腿肌群。

身體站直，一手拿一個啞鈴（重量），雙腳與臀同寬，膝蓋微彎（不是完全打直或鎖死）。雙臂自然垂放於身體兩側，掌心向內。

動作 → 緩緩屈膝與蹲下，直到大腿與地面平行。再回到站姿並重複上述動作。

我的建議 → 試著讓膝蓋保持在腳趾正上方，但下蹲時

膝蓋不要超過你的腳尖。在動作的最高處,雙腿要伸直,但不要鎖緊膝蓋。

需要休息? → 改作體重深蹲。不拿啞鈴,只讓手臂垂在身側,或交叉在胸前。

需要挑戰? → 花 3～4 秒的時間下蹲,接著也用 3～4 秒回到原位。還可以加上在動作的最低處(臀部最接近地板時)停留片刻。

2. 波比跳

☑ 鍛鍊股四頭肌、大腿後肌、臀大肌、核心、肩膀、胸部、三頭肌與小腿肌群。

雙腳站立,與肩同寬,手臂自然垂放身側。

動作 → 快速下蹲至最深的位置,雙手放地上,與肩同寬;腳伸直往後踢──落至伏地挺身的預備姿勢。彎曲手肘,快速做一次伏地挺身,接著立刻把雙膝縮至胸口處──此時雙腳在雙手之間。接下來,立刻跳高,愈高愈好,雙手高舉過頭。這樣就完成一次波比跳!

我的建議 → 波比跳應該要順暢地從頭到尾一次完成,同時做完深蹲、伏地挺身與起身跳耀。

需要休息？ → 有幾種方法可以降低強度：

- 跳起著地後，快速暫停一下，再重複練習波比跳。
- 跪著做每次的伏地挺身。
- 把雙腳往後踢與往前跳，改成走到應有位置。
- 結尾不跳，直接站起來。

需要挑戰？ → 如果要讓這個高強度運動，再更有挑戰性一點，也有幾個辦法：

- 每次跳起時，雙膝抱在胸前。
- 伏地挺身至最低處時，停留 1～2 秒。
- 每次跳躍時，在半空向左或向右轉身。

3. 啞鈴硬舉

☑ 鍛鍊背部、股四頭肌、大腿後肌、核心、小腿肌群。

身體站直，雙腳與臀同寬，一對啞鈴擺在雙腳外側。膝蓋彎曲，用自然的握力抓起啞鈴（掌心向內）。

動作 → 保持抬頭，背部打直，緩緩起立，直到雙腿站直。起身時，啞鈴要一直貼近腿邊移動。放下啞鈴，回到起始位置。

我的建議 → 不要低頭盯著看啞鈴或自己的腳。視線向

前更能維持平衡。

需要休息？ → 不把啞鈴放回起始位置，彎到一半即可。

需要挑戰？ → 試著用單側啞鈴就好。把一個啞鈴擺在左腿外側，膝蓋彎曲用左手抓住啞鈴（右臂垂在身側），接著按照上述練習，達成所需的起立與蹲下次數。完成之後，換邊再做一次（這次右手拿啞鈴）。

4. 伏地挺身

☑ 鍛鍊胸部、肩部、三頭肌與核心。

雙手平放在地板上，與肩同寬，雙腿向後伸直（身體重量一直放在腳趾）。確保身體從頭到腳呈一直線。

動作 → 雙臂緊靠在身側，手肘彎曲，放低身體，直到上臂與地面平行，接著立刻把自己推回原位。

我的建議 → 不要看著手臂，改成直視下方。保持頭部與背部呈一直線，維持平衡，避免不小心拉傷頸部肌肉。

需要休息？ → 如果對你來說，目前規律做伏地挺身還

太難,你有幾個選擇:

- 膝蓋撐在地上做。
- 盡量身體能下去多少,就下去多少,但不必回到原位。(每做完一次,用什麼方式回到起始位置都沒關係。)

需要挑戰? → 把腳墊高(放在樓梯最下面一階或平穩的箱子上),使你的頭部低於腳的情況下練習伏地挺身。

5. 啞鈴弓箭步

☑ 鍛鍊股四頭肌、大腿後肌、臀大肌、下背、核心、小腿肌群。

雙手各拿一個啞鈴站好,手臂自然垂放在身側,掌心向內預備。

動作 → 保持背部挺直,左腳往後跨一大步。右膝彎曲,壓低身體,直到右大腿與地面平行。直起身體回到站立位,接著換右腿往後踏一大步,重複上述動作。左右腳都完成後算一次!

我的建議 → 不要盯著腳看(以免失去平衡)。視線永

遠保持向前。

需要休息？ → 試著不拿啞鈴做這個動作，或是不必下到最低處，大約蹲到一半位置即可。

需要挑戰？ → 在最低處維持姿勢 2～3 秒，也可以加上把啞鈴高舉過頭。

6. 啞鈴划船

☑ 鍛鍊背部、二頭肌、核心。

雙腳與肩同寬站立，膝蓋微彎，一手拿著一個啞鈴。保持背部打平，往前彎腰，直到上半身幾乎與地面平行，手臂自然下垂，手掌向內、相對。

動作 → 在上半身不動的前提下，收緊肩胛骨，把啞鈴抬高至身體兩側。再緩緩地讓啞鈴回到原位，直到手臂再次伸直。這樣算完成一下。

我的建議 → 不要抬頭往上、往前看，避免脖子彎曲。脖子和背部應保持一條線。

需要休息？ → 上半身不必幾乎與地面平行，改成往前彎腰至上半身與地面約呈 45 度，或是啞鈴只舉到一半

高度即可。

需要挑戰？→ 試著一次只舉一邊啞鈴（挑戰平衡感），也可以加上在動作最高處暫停 3～4 秒。

有氧運動

平衡你的有氧。除了做某種形式的阻力運動，美國疾病管制與預防中心（Centers for Disease Control and Prevention）建議，一般人每星期至少要做 150 分鐘中等強度的心肺活動。所以如果平衡是你的目標，那究竟是什麼意思？

心肺運動（或有氧運動）是指任何能增加心率的活動。不喜歡跑步？真的不想上有氧健身操的課？沒關係，因為身體不在乎你是如何稍微增強心臟的工作量。重點是從事活動，讓脈搏達到最大心率（maximum heart rate, MHR）的五至七成，並在整個過程中維持住。

如何知道自己的最大心率？很簡單，用 220 減去你的年齡即可。舉例來說，如果你 45 歲，那麼你的最大心率是 175（220-45＝175）。

不想算數學？那就用這一招：還記得第三章〈觀察〉提過的運動自覺強度量表嗎？如果你覺得處於 5～6 分（從事

活動時還能說話,但唱歌上氣不接下氣),那很有可能落在五至七成的最大心率。很簡單,對吧?

你應該選什麼有氧運動? 除了使用健身房設備(跑步機、爬梯機、划船機、健身腳踏車等),或是慢跑、游泳、騎單車等常見活動,心肺健身法有好幾百種,打球顯然也算。其他會提高脈搏的活動,包括划獨木舟、溜冰,甚至跳舞也可以。還有,沒錯,追著孩子跑,陪他們玩,也能加快心跳。

老實講,某些活動絕對能消耗更多卡路里,例如跳繩、游泳、跑樓梯與跑步──但你真心喜歡做這些事嗎?因為如果不喜歡,半途而廢的機率也更高。

當然,某些形式的有氧運動比較受歡迎,不過如果對你來說太難或太無聊,只會讓你更難達成每星期 150 分鐘的平衡目標。因此最可靠的方法,就是挑能讓你保持好奇、持續做下去的有氧選項。

大部分的專家建議,如果要達成每星期 150 分鐘,一開始可以先拆成五次 30 分鐘運動。這五次不必做同樣的活動。事實上,我比較喜歡換花樣。每一種心肺活動會動用不同的肌肉纖維,以不同的方式挑戰身體。因此活動愈多元,身體會愈平衡。

平衡你的走路步數。從燃燒卡路里的角度來看，走路可說是強度最低的心肺運動——走一英里（約 2000 步）大概只會消耗 100 大卡。不過，走路對關節比較友善，也是受傷風險最低的活動，而且一整天隨時都能走。由於這幾點原因，有機會就走路是好事。

如果你觀察過步數，你已經摸清一天一般會走多少步。不過要平衡的話，你得稍微多走一點。據說普通人每天大約走 5000 步，但誰要當普通人？我知道你不想。那就是為什麼我要你增加每天的總步數，一天至少要走 7500 步，或是要一萬步。

在你說不可能之前，想想你有多常在一天中坐著或站著。順道一提，即便是最沒在動的人，也有辦法慢慢走，甚至原地踏步也可以！不過，如果你需要一些達成總步數的方法，以下是幾個實測有用的聰明方式：

- 把一天會用到好幾次的物品，放在家中最遠的地方（例如車鑰匙、遙控器等）。每次用完後放回原位。

- 永遠故意找最遠的停車位（但也要注意安全）。

- 對自己發誓除非是一邊走路一邊講話，要不然不要講手機。

- 提早 15 分鐘赴約，利用那段空檔走一走。

- 需要去某個地方時，不挑最直接的路線，考慮繞路。

- 購物時，每個貨架都逛一遍——不要筆直奔向你需要的東西。到家時，盡量不要一次拿最多的袋子，一趟拿一袋就好，強迫多往返幾次。

- 別只呆坐在露天座位上看你的孩子打球，起身在場邊走一走。

平衡你身邊的人事物

我們決定與誰為伴是一種選擇，你會希望身邊的人能替人生增添價值。

我認為我們的生活會出於不同原因，甚至在不同季節，出現某些人。然而，那些多數時間，都在我們生命時刻的人——我們帶進圈子並留住的人，一定得提供某些價值。關係必須是雙方受惠，畢竟如果付出不對等，就不公平。

維持平衡不一定簡單，因為有時這代表我們必須遠離某些人。我們在乎他們，但他們可能有毒，或是沒把我們的最

佳利益放在心上。雪上加霜的是，我們有可能甚至無法遠離這些人，例如家人、上司與同事、老師、鄰居。

但你仍然有選擇。你可以決定要和他相處多少時間，以及對話的走向。天平會往哪裡傾斜，你擁有的力量可能超乎想像，端賴你是否做好平衡圈子的心理準備。

遵從你的價值觀

過去，每當我發現身處在有毒、不健康，或是不理想的關係時，一切的開始就在於忘了自己堅持的信念。當你不確定自身價值觀時，生活中將不免出現很多你不想要的東西，包括對你來說不是最健康的人。

一個好例子是你和某個人約會，你覺得這個人很完美。然而，對方開始做讓你不舒服或不開心的事，讓人感到這段感情不和諧。如果你不堅定立場，事情有可能每況愈下。很快地，不舒服的事變成可接受的行為，這就麻煩了，因為這是關係中最難改變的。對方會質問：「以前都可以，為什麼現在不行？」

反過來說，如果你堅守價值觀：你喜歡的事、你接受的事等，那種人就永遠無法進入你的生活。如果他們已經進入

你的圈子，你要忠於自我，給那個人一次小小的選擇機會，如果他們不改，那就斬斷這段關係。

移除對你不健康的人時，這是最簡單也最仁慈的作法，尤其是如果你不喜歡起衝突。不必吼叫，也不必尷尬。你只需要把感受告訴對方，問他們怎麼想，但要保持堅定。開始移除生命中不該有的人的方法，就是如實告知你是什麼樣的人、你的立場是什麼。

透過分配時間來平衡

如果無法避開生活中每一個有毒的人，還是可以控制自己花在他們身上的時間。你要刻意盡量把更多的時間，用在相信你的人身上，少跟不信任你的人相處。不過，這裡所說的「更多時間」與「更少時間」，真正的意思是：

- 如果是好人，「更多時間」的意思是愈多愈好。
- 如果是不好的人，「更少時間」是指精確限量供應給這個負面的人多少分鐘——一分鐘也不多給。

在你這麼做之前，先試著追蹤你每天分別花多少時間，在健康的人與不健康的人身上。

數字會說出故事——你的人生故事。數字會告訴你，你把多少時間耗在未帶來正面事物的人身上。這些人只有在向你索取，或是需要抱怨的時候，才會在你的生活中露面。你需要支持時則不見蹤影。

找出自己如何使用時間後，開始讓數字對你有利。如果是有毒的人，一天最多給他們五分鐘——接著愈給愈少。你給有毒的人愈少時間，他們愈可能轉移目標，改找其他有時間聽他們訴苦，或是滿足他們需求的人。

透過對不健康的朋友敞開心扉來平衡

閱讀本書的過程中，你會開始改變生活中的某些面向，但你希望達成的事，八成有部分的朋友沒在執行。

為什麼會那樣？因為生活中總會有幾個那樣的人。我們愛他們，他們也支持我們，願意替我們做任何事，但是⋯⋯我們希望推廣的事，他們不一定會做。例如，有的朋友自從冰箱裡有食物壞掉後，就再也沒吃過任何綠色蔬菜；或是認為在狂看 Netflix 的空檔時走去上廁所，就叫有運動。你愛他們，他們也永遠不會離開你的核心圈子，但老實講，當你試著活出更健康的生活時，他們是很大的阻礙。

實話是人會變得相像,但你不必從眾。嘿,我懂。很難在維持健康習慣的同時,又不會在某些朋友身邊顯得愛說教或高高在上,但你要知道,近朱者赤,近墨者黑。

即便如此,如果某些朋友在你身邊沒做出健康的選擇,你顧好自己就好。如果因此得避開某些情境(例如外食;或是通宵派對,而你隔天早上想去運動時),那也沒辦法。

你只需要先試著坦誠相告。如果是真正支持你的人,告訴他們為什麼某些情境對你來講挑戰性較大,他們會想辦法避開那些事。如果他們無法理解為什麼要設那些目標,記住你想試著活出更快樂、更健康的生活。如果連這種願望都不支持,或許他們根本不是你的朋友。

平衡你自己

時間很重要,也是人生中少數一旦用掉,就不可能挽回的東西。要如何運用時間?這個嘛,完全由你決定,但一定要記住,有害與有益的事物,兩者都會爭奪你的每分每秒。究竟誰能占據你的時間,由你決定。

我在球場上永遠會告訴自己:「我花在失球的時間,也

可以用在拿下一球。」這句話也能應用在人生中幾乎每一件事情上。

你可以一整個下午躺在沙發上,想著希望身材好一點;也可以一下午泡在健身房,讓身材好一點。你可以把午餐時間用在吃不健康的食物,也可以吃更健康的食物。沉溺於負面念頭的時間,同樣可以用來想正面的事。

有可能把每一樣不好的東西,全換成有益的嗎?辦不到。天天都得做到,只會造成不必要的壓力與焦慮。只要記住,不論你嘗試本節(與本書)的哪些步驟,都能為生活帶來更多先前沒有的平衡時刻。

拿掉兩件事來平衡

肩負比一般人還多的事,讓人有某種自豪感,不是嗎?你也一樣嗎?有一種人會刻意與願意接下超出能力範圍的事,只為了保持忙碌。

當然,同時包攬很多事,有時會帶來滿足感,可以在人前炫耀自己是女超人,或單純覺得很有生產力,做了好多事。有時則是別無選擇,因為好多人仰賴我們。然而,你攬下的每件事都得付出代價,有一定的壓力。

不過，我跟你一樣，有時會忘記自己身上有太多事，直到應接不暇，或是精疲力盡。有時我會覺得一定得接下所有事，因為我不想讓任何人失望。我得提醒自己要是把自己壓垮，焦頭爛額，那麼「害怕」讓別人失望，最終會導致對自己失望。

我最近告訴賽琳娜，每次我回覆一封電子郵件，結果就是多十封新的信要回。過去幾年，每當我試著清理行事曆，事情似乎永遠會再次失控。然而在內心深處，我其實知道為什麼會一直發生這種事。如果沒運用智慧，有意識地選擇優先順序，生活不免會被打亂。你必須選擇真正最優先、對你來說重要的事。

這就是為什麼我要你清點一共攬下多少事，接著找出兩個——不再做那兩件事，或是交給別人。如果不確定要拿掉哪兩件事，那就問自己：

- 我需要獨自承擔嗎？換句話說，能否找人分攤？

- 能不能交給別人？有時自尊會讓我們不願承認，別人八成也能做——甚至做得更好。

- 真的有必要持續做這件事嗎？還是說這件事能自行運轉？我們一直攬下的責任裡，通常至少有一個很早以前就能停住。

加兩件事來平衡

反過來講,也有人在生活中完全可以多加一點事,但因為害怕失敗、做事沒章法、不感興趣,或是擔心隨之而來的壓力,甚至不願意考慮扮演更多的角色。

平衡的一大重點是感到滿足與發揮潛能,這也是為什麼一定要對自己誠實:你是否已經拚盡全力,在人生中前行?失衡很容易導致不快樂,功不成名不就,無法實現夢想。雖然在生活中加入額外責任,偶爾會出錯,但光是奮力一搏,失敗也能帶來一定的滿足感,因為你知道至少試過了。

所以說,如果感到可以多做一點,那就找出能加進一天之中(或一星期)的兩件事。問自己:

- 是否有任何我刻意避開的事?你究竟迴避了哪些事,或是為了什麼原因拖太久,這些並不重要。重點是拖著不做的事,大都因為出於害怕,或是認為永遠不可能做好。找出這樣的事,不僅能讓你刪掉待辦清單上的事,還能培養自尊自重的心理,更可能胸有成竹地處理更多事務。

- 這件事是否連帶讓人受惠?世界上永遠有很多事,可以連帶平衡另一個人的人生,例如你的配偶或夥伴、

一起工作的人、朋友、鄰居等。試著挑你開始執行後，你在乎的人將直接或間接獲得正面影響的事。

靠睡飽來平衡

要睡多久才算「夠」？我知道有時我睡不滿八小時，也覺得還好。有時則累壞了，如果可以的話會昏睡一整天。不過，許多睡眠專家都說，大部分人每晚需要 7～9 小時的高品質睡眠。但是大家真的有睡那麼多嗎？很難說，尤其是有研究指出：關於睡了多久，一般人大約會高估 48 分鐘。[1]

如果要知道有沒有睡夠，最簡單的判斷方法是評估一整天的精神如何。很難記住事情或無法集中精神？常打呵欠？人們經常氣急敗壞地呼喚你？需要保持警覺卻懶洋洋的？如果你有這些現象，八成在某方面剝奪了自己高品質的睡眠，不過你可以嘗試以下幾個小技巧：

- 試著每天在相同時間入睡與醒來（週末與假日也一樣），因為即便只賴床一天，通常一整週的睡眠週期都會受到干擾。

- 試著調整睡覺的環境，不要太冷，不要太熱，而要「涼爽」（如果可能的話，最好介於攝氏 15.5～20

度之間），大部分的人會因此更快入睡，也睡得更熟。如果由於某種原因無法控制溫度，可以在睡前幾小時，把小枕頭冰在冰箱裡，接著塞在膝蓋間，讓自己涼快一點。

- 睡前至少一小時，避開任何有刺激性的東西──包括困難的書籍、工作、手機、平板或電視（或任何電子裝置，因為光線會刺激眼睛的感光細胞，通知大腦要保持清醒）。

- 如果過了 20～30 分鐘還睡不著，那就乾脆起床，而不是懊惱怎麼會這樣。不過，光線還是要維持昏暗或關燈，做一點溫和的事，例如伸展、聽放鬆的音樂，或是看輕鬆的讀物，直到有睏意。

- 最後，除了睡覺和「你知道的」，不要在床上做別的事。如果你除了這「兩大功能」，還常在床上閱讀、看電視、工作，或做其他任何事，你會在該睡覺時比較難睡著。

透過「調整你的表情」來平衡

你的姿勢會傳達關於你的每一件事──你在想什麼、你

有多自信,甚至是你對待在場人士的態度、你當下正在做什麼。

還記得有一次,我觀看早期比賽的重播,姿勢的確透露出我的感受。我那場一點都不自信——我的身體展露出了這點。我一眼就看出我不自信——我確定比賽對手與其他人,也看得出我在膽怯,猶豫該如何應對眼前賽況。從那天起,我便一直提醒自己,即便當下的確在害怕,也永遠不要讓人看出來。

我稱這種事為「調整你的表情」。意思是永遠投射出你期望達成的結果。如果你想要成為領袖,那就得展現出領袖的樣子。如果你想要看起來自信,你得拿出自信的樣子。想要歸屬感的話,你必須展現跟大家合得來。此外,一切的自信始於眼神。你的眼神應該傳達出你無所畏懼,方法是永遠保持視線接觸,當然,身體姿勢也要跟上。

你的姿勢要看起來自信而放鬆,但不是狂妄自大。做到這點其實沒那麼難,你只需要抓住每一個機會,意識到自己的姿勢。任何時候都要挺直背,肩膀往後,頭部朝向正前方,耳朵與臀部在一條直線上。

如果聽起來很麻煩,不用想太多。每當我意識到要注意姿勢,我會收緊核心肌群,想像頭上吊著一條線,把我輕輕

往上拉。這聽起來或許有點怪，不過你會訝異光是想像那個瘋狂的景象，就能讓身體再挺直一點。不過，如同以下方法，平時也要多注意你讓身體呈現的姿勢，改善儀態，調整你的表情：

- 如果經常久坐，關節與椎間盤會承受壓力，還會過分拉伸部分肌肉，造成身體歪斜。設定好計時器或刻意每坐 20 分鐘，就站起來走動幾分鐘。

- 坐著時，持續使用剛才的提線技巧，只不過此時臀部要坐正，緊貼椅背，雙腿呈 90 度——膝蓋要與臀部齊平。如果不行，那就在腳下墊箱子或調整椅子。

- 如果可能的話，讓椅子的扶手在手肘的高度（那樣一來就不必彎身向前才能靠到）。

透過活在當下來平衡

我一直覺得很有趣，太多人認為，找到平衡是總有一天會做的事。等到年紀大了，沒有那麼多煩心事，就會平衡。有多少次你聽到有人說：「等退休後，我終於會有辦法全部達成！」

理論上聽起來有道理。等再也不必向上司報告，不必收

拾孩子的殘局，等成人必須承擔的一切義務都結束，再也不必負責一千件事，就等於終於活出平衡的人生。然而，我也聽過好多人說，退休後好無聊。

人生就是那樣。活在當下永遠不嫌早。享受這一刻，去想去的旅遊，或是現在就去體驗某件事，不要等過幾年再說。因為你所做的事，基本上是在創造回憶──這是人生的重點。若是拖得太久才去創造回憶，一生中能回顧的時間就愈少。此外，即便你認為終於有充裕的時間，你會發現人生依舊是失衡的，因為你失去追求的目標。你的行動力與健康，有可能不再足以從事真正能帶來喜悅的事。某些事情、某些活動、某些人生大事、某些人，過去就是過去了。

你應該規劃明天嗎？當然。然而，你應該推遲每一件事，等明天再說嗎？當然不應該。

如果，其實你有辦法擠出時間；如果，這是你誠實面對自己後創造的空檔，那就抓住機會！專注於你希望花更多時間做的事，問問自己為什麼沒時間──接著想辦法找出時間，即便只是一點點也好。找出這樣的時間，將協助你在餘生裡，以更有勇氣與正面的方式，面對人生其他領域。我最喜歡的兩個小訣竅包括：

- **如果有遺願清單，現在就開始**。如果你想等到一定的

年紀、等職涯到達一定的高度，或是等孩子大了再說，那就問自己：如果現在就開始做，不等到那些時候，將發生什麼事？是否有可能真的去做？如果誠實評估後有辦法，別等了，現在就開始活你的人生。

- **依據需要花多少時間，分類你的夢想**。某些想做的事，不需要下很大的決心就能執行，例如，終於翻開那本好奇了很久、但一直沒讀的書；或是試上一堂繪畫課。如果是轉換職涯，或是一圓寫書夢，需要的時間比較多。不過，了解哪些夢想比較好完成後，我們會更有動力做原本擱置的事。

CHAPTER 6

豐富

　　我向來認為，如果某件事不費吹灰之力，八成代表缺乏成長或進步。

　　我想說的是，持續做出與維持更健康的選擇雖然很好，但如果「安於」那些選擇，即便當下對身體有很多好處，卻很容易感到無聊，原地踏步，甚至不進則退。

　　若要活出最美好的人生，就得前進，不能停留在原地。就算只是把已經做對的事（吃某些健康的食物、充足的運動、做出有益健康的正確選擇等），再改善一丁點也行。

　　這樣想吧，福特 T 型車（Ford Model T）是史上第一

台平價汽車。1908 年上路時，當時的民眾一定感到天降奇物，居然是坐在方向盤後，而不是駕著馬車在鎮上跑。然而，如果當時的人們心滿意足，覺得有福特 T 型車就夠了，你我今日坐的汽車會依然沒有冷氣，時速很難超過 40，更糟的是根本不會有法拉利。

我們需要留意所有能提升聰明決定的方法，進一步改善原本的飲食、活動、身旁的人事物。換句話說，就算滿意現狀，也要永遠隨時引進新事物。此外，不努力豐富人生是有風險的，有可能就此錯過轉角處等待著你的下一件好事。如果你的人生一直停留在原地，便永遠遇不到那件美好事物。

我永遠深信的另一件事，就是一路上豐富別人的人生也很重要。當你支持別人，協助他們前進與成長，你也會跟著前進與成長。豐富他人，也是在豐富自己，豐富世界，豐富人生中最初的喜悅。

從你最在乎的人到完全不認識的陌生人，你要豐富所有人事物，甚至豐富打動你的理念與計畫。這裡講的不只是捐錢給慈善機構，而是替你的人際關係帶來貢獻，協助從以前到現在一路上遇到的任何良師益友。

如何豐富？

深思熟慮一番，想一想如何豐富已經在做的工作，同時豐富身旁的人。接著將提供幾個技巧與訣竅。

不要小看那些微小的改進。 接下來你將學到精益求精的方法，有的似乎是小事，但不代表不重要。就連最微不足道的改變，也能帶來很大的影響。因此，如果想見到最大的成效，與其冷眼旁觀某些建議，不如認真對待。

別太快調整。 對於即將進行的改變，你可能很興奮，但得有耐心。有喘息的空間很重要。很多人期待立竿見影，如果沒立刻脫胎換骨，就會一下子放棄——或是突然覺得有必要再逼緊一點。

太沒耐心有時會導致變本加厲，不斷強逼已經在做的事，直到再也支撐不下去或覺得無趣。不論是什麼改變，至少要給幾星期的時間，看看是否對生活產生影響。

別害怕探索其他選項。 我保證你一路上做出的每一個健康改變，短期與長期都會讓事情有所不同。至於有多不同——或是多快見效——要看你的飲食、活動量與其他事項目前處於哪種狀態。不過，就算豐富的方法有過成效，也不代表就得死守那種方式。

這部分有趣的地方,便在於以多采多姿的方式,提升生活中某個領域——但沒人規定一定要怎麼做。你可以在承受範圍內盡量混搭。如果喜歡的話,有的方法可以永遠保留。沒吸引力的選項,也可以永遠不去嘗試。重點是替自己量身打造——提升已經在做的事,進一步出擊。

豐富你的飲食

升級飲食很重要。任何你已經或正開始的聰明營養選擇,升級會增添價值,還能讓事情保持新鮮。

老實說,吃得健康有可能感到無趣,但只要知道可以加什麼、拿掉什麼、嘗試什麼,就能躲開無趣。

升級你的水

提升白開水的風味不是難事,但方法正確的話,就能鼓勵你整天喝水,因為想喝——而不是被逼著喝。我不太喜歡人工增味劑,蔬果、香料,甚至是萃取物都該是全天然的。總之,只要備好一壺冷水,放進下列食材,就大功告成了(但記住,喝之前至少要泡幾小時入味):

- **水果**：蘋果、柳丁、鳳梨、梨子、草莓、覆盆子、檸檬、萊姆、藍莓、櫻桃、葡萄柚、奇異果、任何種類的瓜。

- **蔬菜**：小黃瓜、芹菜、蘿蔔、墨西哥辣椒。

- **香料**：薑片、去籽香草莢、肉桂棒、丁香、切片茴香球莖（fennel bulb）、小豆蔻莢。

- **香草和食用花**：乾燥木槿、玫瑰花瓣、鼠尾草、薰衣草、香菜、羅勒葉、香茅、薄荷葉、百里香、巴西利、迷迭香枝。

小訣竅 如果有空間的話，可以考慮買兩個冷水壺。這樣一來，就能一壺今天喝，另一壺泡你明天要喝的。

冰箱不夠大（或是想更方便一點）？就買食譜一般會用到的各種萃取物，例如薄荷精、杏仁精、檸檬精、香草精、柳橙精，一杯水放一、兩滴。也可以切碎幾個去皮檸檬、萊姆或柳橙（任何多汁的水果都可以），冷凍起來，作為冰塊使用。這兩種方法都能讓白開水更誘人，但不會有額外的卡路里，或不健康的不良成分。

多點滋味

如果需要增添健康食物的風味,大部分人常會想到調味料與醬汁,但常含有大量的糖、膽固醇、鈉、油脂、卡路里,以及各種唸都唸不出來的人工成分。如果食物需要調味,請改加辛香料,既能滿足胃,又不會增加不健康的負擔。

我個人總是加大蒜,但不必吃到因為口氣問題,讓人退避三舍。此外,我還喜歡風味鹽(例如我迷上超棒的覆盆子鹽),以及各種可以自行研磨的胡椒,例如白胡椒、粉紅胡椒,甚至是花椒。不過,很多東西除了能增添風味(你會因此更能享受挑選的健康食物),還有附帶的營養好處。我喜歡用以下幾種方法豐富餐點:

- **小豆蔻**:這種甜甜辣辣的香料富含鐵與錳,能助消化,降血壓[1],甚至能避免壞菌。[2]

- **卡宴辣椒**(cayenne pepper):我喜歡卡宴辣椒,因為含有化合物辣椒素(capsaicin),能緩解疼痛,有益血液循環,甚至可能改善血管與新陳代謝健康。[3]

- **錫蘭肉桂**(ceylon cinnamon):含有鐵、鈣、錳等抗氧化物。此外,還有助改善胰島素抗性與平衡血糖。[4]

- **孜然**：這種香料有助於控制血壓，殺死壞菌，也有助於消化和抗發炎。[5]

- **咖哩粉**：混合各種香料，包括小豆蔻、肉桂、薑黃等。咖哩粉富含抗氧化物，能抗發炎，助消化，還含有薑黃素。薑黃素有助於消化[6]，甚至能破壞腫瘤細胞。[7]

- **大蒜**：大蒜是我最愛放的調味，能提振免疫系統的抗癌能力，並含有化合物大蒜素（allicin），已證實能降低中風與心臟病風險。

- **薑**：這種抗發炎物質不僅能預防噁心[8]，助消化，還能協助身體吸收基本營養素，甚至可能降低癌症風險。[9]

- **奧勒岡葉**（oregano，又名披薩草、牛至）：這種人們喜歡撒在披薩上的香草，也是能有效抵抗壞菌的抗發炎物質[10]，甚至能抑制癌症因子。[11]

- **巴西利**：這種簡單的調味料含有類黃酮，有可能降低癌症風險。[12]

- **迷迭香**：這種抗發炎的芬芳香料，不僅有助於改善記憶力，還有抗菌性，可抑制乳房、結腸、肝臟與胃部

的癌症。[13]

- **甜羅勒**（sweet basil）：不僅香氣宜人，還能抗發炎[14]，富含維他命 A、維他命 K、葉黃素、鉀與鈣。

- **百里香**：這款美味的香料含有維他命、礦物質，以及抗微生物化合物百里酚（thymol），屬於天然的抗癌物質。[15]

- **薑黃**：除了抗氧化與抗發炎等好處，這種香料也有助於防止記憶流失，逆轉與肥胖相關的症狀，包括高血糖、高血脂與胰島素抗性。[16]

說真的，除非你對某種辛香料過敏，否則不管選什麼都不會出錯（芹菜籽、香菜、蒔蘿、鼠尾草、紅椒粉、龍蒿〔tarragon〕、茴香，隨你挑）。不過，若要獲得最大好處，記得留意以下幾點：

盡量買完整的香料。相較於磨好的香料，完整的香料保存期限較長，味道也較好，不過你需要自備杵臼或香料研磨器，要用的時候再磨。

存放在陰涼乾燥處。不要為了方便，直接擺在廚房。請

放進密閉容器，隔絕光線、溫度或濕氣等會導致變味的因子。

確認保存期限。辛香料有如新車，一出廠就開始貶值，失去風味，效用減少。存放一年後，就該丟棄。

如果買新鮮的，要有使用計畫。沒有什麼會勝過直接從庭院摘採的羅勒、香菜或其他香草，但沒多久就會腐壞。如果會用上幾天，那就切開莖部，放進裝有水的杯中，冰進冰箱。如果只有無法剪掉的葉子部分，那就放進不封口的塑膠袋，擺在冰箱的保鮮抽屜。

重新思考你的選擇

即便你以各種方式平衡飲食，八成還是會常吃很多愛吃的食物與肉類。不過，如果能掌握幾個簡單的小訣竅，當你還是選了最愛吃的食物時，仍是可以聰明地減少攝取討厭的卡路里、不健康的脂肪與不天然的成分。在你下一次用餐或享用點心前，想一想如何利用下列這些不費力的方法，默默豐富食物：

數一數有幾隻腳：如果有好幾種肉可以選，那就吃腳最少的那一個。雖然不是百分之百準確（要看部位和烹調方

式），但是從最健康到不健康的，一般是魚（沒有腳）、家禽（兩隻腳），再來是豬或牛（四隻腳）。餐點的「腳」愈少，吃下肚的脂肪與低密度脂蛋白（LDL，俗稱「壞膽固醇」）也愈少。

把愛吃的留到最後：從隨機吃餐盤上的食物，或是先吃愛吃的，改成反過來先吃最健康／卡路里最少的，再一路回推。這樣一來，如果最後沒吃完，飽的程度很可能和全部吃完一樣，但吃進較少的卡路里。此外，這樣可以確保你的剩菜大概不會是最有營養的食物。

重新考慮手上的餐具：光是在兩口之間放下湯匙或叉子，就能減少吃過頭的衝動。更好的方法是不管吃什麼類型的食物，改用筷子。用筷子夾某些食物很煩人，但這正是重點！你將別無選擇，只能吃得比平常慢（與小口一點）。

先吃容易壞的：真噁，對吧？其實不會。這裡說的不是吃已經壞掉的食物。如果碰上兩個食物一定得挑一個，又挑不出來，那就選比較容易壞的。食物能放的時間愈長，愈可能含有人工成分與防腐劑。挑更容易壞的食物，八成表示選了更健康的那個。

輪流吃，以免吃膩：每種食物都是獨特的維他命與礦物質組合。如果老是吃你喜歡的那幾樣，就算是健康的食物，

也可能造成缺乏那幾樣食物不含的營養素。如果要更能平衡維他命與礦物質，那就拉長吃最愛餐點的間隔，讓含有不同營養素組合的食物能悄悄上桌。

尋找更理想的比例： 下次你在兩種食物之間游移不定，那就翻過包裝，看看成分表，挑比較短的那一個。健康程度高的食物，一般成分較少。舉例來說，你上次看到一袋柳橙列出超過一種成分，是什麼時候？如果還是不確定，或兩種食物平手，就看哪一個有最多不認識的成分。任何你不認得、讀不出來的成分，很可能就是人工合成的，不該吃下肚。

讓自己千辛萬苦才能吃到垃圾食物： 九成的時間我們應該克制，但有一成的時候可以放縱一下。當你好想吃某種明知不健康但又渴望的食物時，為了自己好，至少要製造一點困難：

- DIY：舉個例子，如果很想吃薯條，我會自己削馬鈴薯，灑上一點調味料，烤一烤就能吃了。不過，就算找不到更健康的自製版本，不得不自己動手煮，也會讓你更能替吃下肚的東西負責。

- 刻意跑很遠：如果想吃速食或必須自取的餐點，可以刻意挑很遠的餐廳、不找近的，讓你和你的嘴饞隔開

一點距離。

- 很難拿到：我說真的，把會誘惑你的所有垃圾食物，放在需費點勁才拿得到的地方。看是擺在汽車後車廂，或是要搬梯子才碰得到的櫃子高處、地下室等，各種每次你想隨手來一包、都不容易拿到的地方。

重新思考喝什麼

如果選擇汽水、果汁、咖啡等飲料，除了太容易喝下大量不必要的額外卡路里，許多飲料一般添加大量的糖與人工成分，會對整體健康產生不良影響。如果你明智選擇大口灌下的飲料，對身體會有很大的好處。以下幾種方法可以調整飲料的選擇，但不會妨礙你前進：

咖啡：咖啡本身其實沒有卡路里，但是喝純咖啡的人不多。加進咖啡的東西要特別注意，因此我喜歡用湯匙調味，不用倒的，這樣就能清楚知道往咖啡裡加了多少卡路里。以下是平均數字：

- 脫脂牛奶（1湯匙）：5大卡。
- 全脂牛奶（1湯匙）：10大卡。
- 糖（1茶匙）：16大卡。

- 鮮奶油加牛奶（half-and-half，1 湯匙）：20 大卡。
- 龍舌蘭糖漿（agave nectar，1 茶匙）：20 大卡。
- 液狀濃縮奶精（1 湯匙）：平均達 35 大卡。
- 重鮮奶油（1 湯匙）：五十多大卡。
- 生蜂蜜（1 湯匙）：60 大卡。

更好的方法是試著挑選能「以功抵過」的選項。沒錯，生蜂蜜的卡路里很高，但也富含酶，以及鉀、鈣、鐵、完整 B 群等營養素（小訣竅：蜂蜜的顏色愈深，抗氧化物的含量也愈多，所以要挑不透明的。）[17]

另一個讓咖啡變豐富的方法是，一開始就不喝第二杯。有些人喝超過一杯的咖啡，純粹是出於習慣。可以用同樣的杯子，換喝不同的溫飲料（當然要先洗杯子），例如印度香料茶、綠茶、紅茶、薑茶、熱巧克力，或是加入一點檸檬的熱水。

汽水：汽水不含任何營養素，除了空有熱量（empty calories），還會導致血糖與血壓上升，增加腎損傷、糖尿病與心臟病的風險。那零卡汽水或低卡汽水呢？沒有比較好，因為多數的健怡飲料（diet drinks）含有的人工甜味劑（例如糖精、阿斯巴甜、三氯蔗糖），是神經毒素與致癌物。

問問自己：值得為了喝汽水時，熱量能少個一百多卡，而增加罹患纖維肌痛、多發性硬化症、淋巴癌、阿茲海默症等各種健康問題的風險嗎？對吧，我想不值得。可以試著改喝全天然的無糖氣泡水（用甜菊或羅漢果增加甜味），滿足對碳酸水的慾望。

酒精：如果我要你遠離酒精，那我是偽君子，因為我自己也會有喝酒的時候，享受美酒之夜，只不過會節制。有一部分是為了名聲著想，但同時是為了健康。因此，了解酒精如何影響身體，即便只是短期的影響也很重要。

我的身體要是能常喝酒就好了，酒真好喝。許多人也享受大餐配酒，跟朋友出去小酌，或是一邊喝酒、一邊看電影或比賽。然而我會節制，因為我知道喝酒的時候，肝臟（負責過濾與儲存營養素的器官）的處理速度會變慢，更難把任何吃到的重要營養素，輸送到身體所需之處。此外，一克的酒有七大卡（毫無任何營養價值的卡路里），還會讓血糖上升，胰島素值飆高，導致身體把多出來的無用卡路里儲存成體脂肪。

不過，如果你還是選擇喝酒，比較明智的選項包括：

紅酒：紅酒是最好的選擇，因為富含白藜蘆醇，也就是葡萄、蔓越莓、藍莓等食物中的抗氧化物，可以降低膽固

醇、血壓與發炎反應,還能保護血管健康,甚至能減緩腫瘤成長。[18]

所有深色的酒:烈性啤酒(stout)或威士忌等顏色較深的酒,一般含有更多的抗氧化物與多酚。其中植物性微量營養素,能降低心臟病、糖尿病與癌症的風險,啟動免疫系統,對抗感染與疾病。

喝一般的飲料

如果渴了又不想喝白開水,在你喝下首選的飲料前,先暫停一下,改挑「降級版」的。下方常見的飲料表,是按照由高到低的卡路里排序。找出你原本打算選的飲料後,考慮改喝該飲料下方幾名的飲料選項。只要也是有營養的飲品,喝同樣份量,卻能少攝入一點卡路里。

補充基本營養

雖然我認為最理想的方式,是直接從食物獲取營養素,但只靠食物有可能沒吃到部分營養素。我是否認為可以用營養補充品豐富飲食?可以,但大部分的生活風格書籍,只拋出一長串該攝取的維他命與礦物質,然後就沒了。不是這樣

常見飲料的平均卡路里

飲料	每一份量（盎司）	平均卡路里（大卡）
巧克力牛奶（全脂）	12	300～320
巧克力牛奶（1%）	12	230～240
葡萄汁	12	225
牛奶（全脂）	12	220
加全脂牛奶的拿鐵咖啡	12	205
蔓越莓汁雞尾酒	12	200
鳳梨汁（罐頭）	12	200
石榴汁	12	200
牛奶（2%）	12	180
柳橙汁	12	170～225
蘋果汁（無加糖）	12	170
蔓越莓汁（無加糖）	12	165
牛奶（1%）	12	155
啤酒（一般）	12	150
胡蘿蔔汁	12	150
葡萄柚汁（粉紅／白）	12	130～145
汽水（一般）	12	120～190
葡萄酒（紅／白）	5	120～125

飲料	每一份量（盎司）	平均卡路里（大卡）
牛奶（脫脂）	12	120
加全脂牛奶的卡布奇諾	12	110
酒（蘭姆酒、伏特加、威士忌、琴酒〔80-proof〕）	1.5	100
加脫脂牛奶的拿鐵咖啡	12	100
啤酒（淡）	12	100
V8 牌蔬果汁	12	75
椰子水	12	60～70
番茄汁	12	60～70
咖啡加兩湯匙的鮮奶油加牛奶（half-and-half）	12	60
咖啡加兩湯匙的牛奶（1%或脫脂）	12	25
健怡汽水	12	0～10
咖啡（黑）	12	0～5
未加糖的茶	12	0～5
綠茶（茶包／散茶）	12	0
人工氣泡水、天然氣泡水、自來水或礦泉水	12	0

＊1 盎司約等於 29.57 毫升。

的，如同每個人有不同的目標，每個人的身體也有不同的需求。我認為可以吃每日綜合維他命，但不認為吞一顆綜合維他命就能萬事大吉。

如果你認真考慮吃營養品補充不足之處，那就先找醫生做血液檢查，找出你真正缺的維他命與礦物質。你應該從這裡起步，因為市面上雖然有很多厲害的保健品，有的不一定需要（浪費錢），有的則一定得補。

舉例來說，我會補充維他命 D 與鋅、鎂、鐵，但那是我身體需要的。找出你的身體需要什麼後，接著留意以下幾件事：

- **找正確的商家購買**：如果包裝上有標示美國農業部有機認證（USDA Organic）、GMP 品質認證（GMP Quality）或非基改生物計畫認證（Non-GMO Project Verified），代表產品獲得有信譽的第三方認證，確保你買到的確實是廠商號稱的東西。

- **可能的話，盡量買有機的**：由於許多草本營養品，不太可能經過第三方認證，購買有機商品能確保買到無農藥版本。有信譽的廠商通常會提供原料出處，但你要確認有美國農業部有機認證章。

- **在正確的時間服用**：理想上，一大早先吞一顆綜合維他命配早餐，可以確保不會晚一點忘了吃。不過，如果你因為某種原因，需補充特定的維他命或礦物質，便要仔細留意最佳的吸收方式。例如，據說空腹吃維他命 B 群中的任一維生素（有八種）更有效，但維他命 A 等脂溶性維他命，最好搭配含脂肪的餐點。

豐富你的活動

不論你是為了健康，或喜歡從事某種活動或運動，一段時間後必須來點花樣，才能有更多成效，擊退無聊，尤其你的目標是終身健康的話。

經常來點變化

如果想要有運動效果且能長期維持，就必須在肌肉過於陷入舒適圈之前，不斷挑戰身體、利用不同的日常鍛鍊，可以把肌肉「弄糊塗」。這是什麼意思？原理是當我們展開新的日常鍛鍊，因為是不熟悉的動作組合與節奏，肌肉就會更努力一點。由於不熟悉，又得完成任務，肌肉會多費一點

勁,也就是燃燒更多卡路里。

同樣的健身做太久,不僅更容易感到無聊與厭倦,身體也會開始適應。要不了多久,身體就會抓到竅門,知道如何少出一點力、少燃燒一點卡路里,也能完成一樣的鍛鍊。

雪上加霜的是,每個日常鍛鍊都是一套特殊的組合,對肌纖維、關節、肌腱等身體部位產生不同的壓力。你堅持同一套計畫的時間愈久,愈可能因為過度使用某些部位而受傷(從不讓它們休息),造成肌肉不平衡,進而影響表現。

如果上述聽起來很可怕(而且改變健身與運動方法,聽起來有夠麻煩),別擔心。光是最輕微的改變,就能讓身體脫離舒適圈,持續燃燒卡路里與練出瘦肌肉。只需要稍微變動一下各種元素,就能確保肌肉持續投入與變化:

- **節奏**:與其用「兩秒上、兩秒下」的節奏舉起與放低重量(若是自重運動則運用身體重量),改成加快節奏(一秒上、一秒下)、放慢節奏(超過三秒的上、超過三秒的下),甚至可以交替節奏(例如用超過三秒的下、一秒上)。

- **休息時間**:傳統作法是不同套的動作之間休息 60～90 秒,但永遠可以減為 60 秒以下(或是 45 秒、30

秒、15 秒），也可以完全不休息。

- **次數**：第五章〈平衡〉提過，標準作法有可能是一個動作做 8～12 次，但只要選擇夠重的重量，次數仍是能讓肌肉疲憊的話，永遠可以嘗試不同的數字，少做看看（6～8 次、4～6 次），或多做看看（例如 15～20 次、20～25 次）。

- **組數**：推薦做 2～4 組運動，但也可以一組就好，或是偶爾多到 10 組，給身體一點衝擊，只要不過度挑戰肌肉，什麼都可以試試看。

- **運動**：做同幾組運動，但調換順序，更快讓某些肌纖維疲憊。雖然動作是一樣的，肌肉的體驗有可能截然不同。

- **整體**：最後一點是不管你多愛某套健身動作，4～6 週後就要說再見。不要等到有動跟沒動一樣，才來換動作。

重新思考你的「不活動」

你不會醒著的每一秒都待在健身房，對吧？就算真的待一整天，你想要那樣嗎？

重點是運動當然會燃燒卡路里,但無法隨時都在運動,而且那樣過頭了,反而不健康。不過,只需要花點心思,坐著或站著的時候,也能燃燒更多卡路里。

站著的時候

- 左膝微微彎曲,接著抬起右腳,離地一吋(2.54公分)你可以把腳放在身體前側或後側都可以,盡量用舒適的姿態,輕鬆保持平衡,能站多久就站多久;接著換邊(右膝微微彎曲,抬起左腳)再做一遍。回到兩腳站立,休息 15 ～ 30 秒,接著重複 8 ～ 10 次。

- 雙膝彎曲,大約下蹲一吋(或是微微蹲下到雙腿不會鎖住的位置,但不至於引人注目,好像全世界都在瞄你),盡量維持在那個位置。雙腳站直,休息 15 ～ 30 秒,重複 8 ～ 10 次。

坐著的時候

- 背部保持直立,核心肌肉收緊,雙腳擺放的位置略比肩寬,接著腳跟輕頂地板。人沒有移動,但會感受到從腳跟到臀部,動用了腿上所有肌肉。盡量維持住這個姿勢,放鬆,再重複 8 ～ 10 次。

- 盡量「坐立不安」（在座位上經常變換姿勢、腳趾敲地、抖腳等）。你可能感到很傻，但已經證實這樣動來動去一天能多燃燒 350 大卡。

> **注意** 這些「偷偷」的運動強度很低，理論上不會干擾到健身、打球或任何其他需要先啟動肌肉、做好準備的活動。但如果你真的從早到晚都在做，還是有可能過頭。總之，如果想把上述提到的動作，部分或全部納入一天的生活中，一開始先慢慢來，一天嘗試兩、三次，看看是否影響到健身或其他活動的表現。如果不會，再慢慢增加每日的次數。

讓健身升級

運動前（大約提早 30～60 分鐘），吃一點小點心（最多 100-200 大卡）。接下來，運動完（大約結束後 30～60 分鐘），再吃一點小點心（同樣 100-200 大卡就好）。

在運動前後吃東西，感覺是在幫倒忙，尤其如果目標是減重的話。不過，許多科學研究都證實，健身前後吃正確的食物會有更多效果，包括燃燒更多脂肪。

原理如下：空腹健身是否會讓身體別無選擇，只能燃燒更多體脂肪作為能量來源？那是當然，但──只有你能替自

己回答這題——如果空腹運動常會讓你感到有氣無力或頭昏眼花，那麼你的健身強度不會太高。或更糟的是健身尚未結束就放棄，實在是沒力氣了。運動前吃點小東西能帶來足夠的能量，避免半途而廢。

為什麼運動後也要立刻吃點東西？很簡單，有以下兩個重要的理由：

1. **運動後，身體的立即目標是補充肝醣，也就是儲存於肌肉與肝臟的醣**。身體用肝醣（與體脂）作為能量來源。身體會先從食物下手，但如果胃裡沒東西，身體別無選擇，只能分解你的肌肉。

2. **在你做阻力訓練的日子，一運動完，身體會立刻尋找胺基酸，重建你的肌肉**。如果不吃東西，身體會暫停這個過程，導致肌肉無法盡快恢復。

其他關於運動的相關提問，我整理如下：

運動前一定得先吃東西嗎？跟剛才說的一樣，要看你。如果你空腹健身與吃小點心後再健身，表現沒有差異，那就沒關係。

如果我通常是早餐、午餐或晚餐之前（或之後）運動呢？ 如果是這樣，你可以把那一餐分成兩份。健身前 30～60 分鐘，先吃小份的；接著等運動完，立刻把剩下的食物吃完。

我可以吃完立刻健身嗎？ 可以，但別忘了消化食物需要能量——那些能量原本可以替你的健身助力，而不是分解胃裡的東西。然而，如果某些日子別無選擇，也沒有關係。

最理想的「小點心」是什麼？ 如果你運動前需要吃小點心，快速提升能量，最好選擇混合快速燃燒的簡單碳水化合物及複雜碳水化合物。如果有蛋白質也可以，但不要碰脂肪（消化時間較長）。健身後，最好同時吃蛋白質與碳水化合物，讓身體獲得重建與恢復所需的材料。

關於該如何吃下數量正確的卡路里，以及主要營養物質（macronutrients），你需要一點靈感嗎？可以參考以下食譜。

健身前的飲食建議

- 1 片全麥麵包和 1 份水果。

- 1 小碗燕麥或全穀穀片,加一點莓果或葡萄乾。
- 1 條全穀的無花果棒。
- 1 把果乾。

健身後的飲食建議

- 1 杯巧克力牛奶。
- 半條香蕉、1～2 匙的全天然杏仁或花生醬。
- 1 片新鮮水果,加 1～2 顆小的水煮蛋。
- 半杯茅屋起司,撒上切塊水果。
- 1 份純希臘優格,加入 1 把切碎的杏仁、莓果或穀麥。
- 1 份鮪魚沙拉,配幾片全穀餅乾。

豐富身旁的人事物

想要更好的生活是值得努力的目標，但如果完全只為了自己，不論你認為會有多圓滿，這樣的人生都過於狹隘。這很簡單，人生永遠要超出自己，不能只有你一個人，因為只有自己的話，永遠無法放大。

那是一乘以零。

當你助人，人生會超出自己，變得更大、更滿足，達到只顧自己永遠無法企及的境界。唯有協助他人活出他們的最佳人生，你才能活出你的最佳人生。

那麼要如何做到？很簡單，服務他人，每天思考：「我今天如何協助身旁的人，甚至是親友以外的人？」光是小事便能大大影響他人的人生，但的確需要你提供某種形式的支持、時間或鼓勵。

在今日感謝五個人

我的父親永遠極度認真努力工作，他因此期待協助我和妹妹的每一個人也要如此，包括教練、物理治療師與任何人。每當看到別人具備相同的認真特質，他永遠真心實意地感激與讚揚，永遠在道謝：「謝謝你能來」或「做得太好

了」。父親很有一套，他能讓人因為盡心盡力而自豪。我也試圖仿效這點，因為光是說「謝謝」——尤其是出乎意料的情況下——這兩個字就有極強大的力量，非常具有意義。

想一想上次有人向你說「謝謝」，不論什麼原因，重點是聽到時的感受。很開心，對吧。或許你幾小時後就忘了，但是在當下，被感謝代表自己做的事獲得認可。既然知道你收到謝謝時，這兩個字的力量有多強大，那就別忘了，你也能讓別人獲得相同的感受。只需要兩個字「謝謝」就能提醒某個人做得好。光這兩個字就能提高自豪的程度，願意一次又一次重複好的行為。

不一定是感謝對方剛替你做的事。事實上，為了過去的事感謝他人，有可能更有價值，代表你把他們放在心上。此外，感謝的對象不一定要直接替你做過什麼事，也可以感謝社群中做得好的人，例如老師、醫護人員、教練等。你或許不會對每個人都產生影響，但如果你今天感謝五個人，我保證至少會有一個人被你善意的話觸動。

替別人的成功高興，就像是自己成功

如果有人成功，即便你是真心替他們開心，你會花多少時間關心他們的成就？我的意思是，與其只是聽他們講他們

做到的事情、點點頭讚美,你是否要他們提供更多細節,深入講述他是如何成功的?

下次有人告訴你,他們成功達成某件事,例如完賽、升職、取得學位等,不要只是聽,說出你有多麼以他們為榮,並大膽地挖深一點。

這裡講的是問比較細的問題,而不只是「你花了多久時間」這種典型提問,例如可以問:

- 是什麼促使你想做那件事?
- 最難克服的障礙是什麼?最簡單的是什麼?
- 你採取了哪些步驟達成目標?
- 你打算如何乘勝追擊,接下來的目標是什麼?

我喜歡這麼問,因為除了能激勵對方,他們的答案也可能反過來激勵你。

你可能因為深入了解他人自豪的事,知道如何以更好的對策處理相同任務,或是得知舉一反三的竅門,運用在你正經歷的其他事務上。不論如何,至少你讓對方知道了他們感興趣的事,還有別人同樣真心感興趣。換你成功時,他們有可能因此替你喝采。

提供你的才能

時間很寶貴，在大多數的日子，我們只有有限的時間能分享任何形式的愛。那麼不論有多少時間，你要如何讓手中的時間帶來最大的影響？

以我的經驗來講，重點是發揮你的長處，運用你有熱情的事。這裡的意思是——盡可能找到讓自己興奮的方式協助他人。當你是「給予」的一方時，一定要對你打算分享給別人的事物充滿熱情，這點十分重要。

舉例來說，我有三大熱愛的事物，分別是打球（顯然！）、健康與藝術。這三個領域有很多我可以分享的東西，不只是我自己覺得，許多人似乎也感到好奇，抓著我問個不停。所以，每當我指導這三件事，不僅其他人會因為自己能向前邁進感到興奮，而我同樣會覺得開心，因為我是以自信與快樂的心情在分享。

我不知道你擅長什麼，但每個人絕對各有所長，而且八成是因為有熱情，所以擅長。所以想一想，有什麼事你至少比別人多厲害一點。或許是某項活動、打球、園藝、幫車子換油等，什麼都可以！你不必是那件事的專家，只要願意在別人問起時，分享熱情。或是如果對方不是會開口的類型，每當你看見有人需要了解你知道的事，便準備好伸出援手。

分享熱情最美好的地方，在於有可能間接幫助別人也找到熱情。舉例來說，我對藝術感興趣的源頭來自小時候看媽媽做裁縫，深深入迷，到現在還是希望能有很多時間，一整天只要縫紉與製作衣服就好。總之，那是我首度接觸到任何形式的藝術。

在那之後，我發現到自己有多熱愛藝術，便開始參與多種相關活動，盡量接觸每一種藝術形式。工業設計與建築、平面設計、雕塑、攝影，我照單全收，因為我喜歡學習相關事物，也喜歡接近作品。就連別人眼中或許有一點枯燥的事，我同樣感到興奮。

事實上，每當我終於看見只在書本或網路上見過的藝術品，我會超級興奮：「啊！就是這個！天啊！」不過，到了某個時機點，我明白人一天當中只有那麼多時間，於是專攻室內設計與美術，取得學位，如今開設 V Starr 市內設計公司（V Starr Interiors），擔任執行長。一切是因為有人與我分享了她的才能，那個人就是「我的母親」。

挪出一天的時間給別人

本書請你在一天裡留意生活的許多面向，但現在要反過來。從只幫自己做事，改成任選生活中的一個人，把一天獻

給他們。

你可以事先提醒你選中的人。這樣一來你突然說有空，他們就不會太訝異。讓對方知道，不論當天需要做什麼，你都準備好伸出援手了。不需要特別的理由，不需要是他們的生日或任何大日子。不，你這麼做只因為他們是朋友。

這樣想吧：我們永遠在手忙腳亂一百萬件事，如果朋友從天而降，突然跑來幫忙，告訴你無論當下需要處理什麼任務、工作或跑腿，他們都會助你一臂之力？那種感覺是不是很棒？

這就是為什麼我們應該盡量以這種方式豐富某個人。因為即便你不忙，就像在某些日子，我們壓力沒有那麼大，不需要完成一千件事的時候，想到有一天有人會考慮投桃報李，是不是很溫馨？你給對方的就是這種感覺。你豐富了他們，分擔工作量，提醒他們有人正在關心他，減少他們的焦慮程度。

豐富你自己

查詢字典上「豐富」（enrich）的定義，你會看到一堆

同義詞，例如升級、提升與改善等。這樣說起來，書中講的每件事都在某種程度上「豐富你」。不論是改善飲食、多運動、認真思考與他人的連結，這些事加在一起，將在某種程度上讓你升級、提升與改善。

不過，總有一些與我們自己相關的領域需要多一點關注。那些領域可能不是我們最心心念念的事，但如果花時間處理，有可能相輔相成，更容易走向最美好的人生。

整理「某些」東西

對我來說，四周整潔能讓我更具高效，頭腦更清楚。那不整齊的環境呢？那就糟了，我真的會腦子一團亂。因此，我永遠努力保持工作空間的整潔——或是任何我試著對自己好的空間，例如健身房與廚房等。

好，那我是整理達人嗎？不是。我尚未做到永遠保持空間整潔，而且有可能這輩子都做不到。不過，雖然不可能整理好每一樣東西，但至少控制一件事不亂，即便只是一陣子，就能減輕壓力，改善整體健康。

我有辦法告訴你如何整理自己嗎？每個人不一樣，我不知道你的哪一個人生領域比較混亂。我只能說你可以留意生

活中是否出現以下的症狀：

- 浪費時間找要用的東西。
- 理論上會記得、卻忘記做某件該做的事。
- 落後於你給自己定的進度。
- 沮喪多過滿足感。

不管那代表你需要每星期整理書桌，掌握好工作行事曆，或是管理你的衣櫥，總之當下你覺得最混亂、最沒秩序的地方，處理好那件事就對了。

升級睡眠習慣

即便你已經和第五章〈平衡〉所說的一樣，有足夠的睡眠時間，不代表不能讓一天中有三分之一的時間在做的事，更上一層樓。

盡量讓睡姿完美：如果不注意姿勢，有可能冒出各式各樣的問題，例如睡眠呼吸中止症、胃灼熱、背痛、頭痛、脖子痛、抽筋、疲倦，以及其他數不清的健康相關問題。不過，你可以降低以上發生的風險，方法是在睡著之前，以正確的方式支撐身體：

- 喜歡側睡？將雙膝彎曲，把枕頭夾在中間。（讓脊椎和臀部能對直。）

- 喜歡趴睡？在肚子與臀部下方墊枕頭，拉直脊椎，減輕後背壓力。

- 喜歡仰睡？在下背凹陷處，墊一條捲起的毛巾（或小枕頭）。膝蓋正下方也墊一顆枕頭。

只用溫水洗臉：睡前用冷水卸妝或光是洗個臉，有時就會驅散你的睡意。

留意周圍氣味：有的氣味證實更能減壓與助眠，所以可以視情況嘗試，讓四周飄散或塗抹以下氣味：雪松、洋甘菊、茉莉、薰衣草、纈草、香草、依蘭，或是任何你發現有鎮定效果的氣味。

重新思考睡前習慣：如果可能的話，有幾件事最好傍晚以後就不要再做了（睡前六小時），以免影響睡眠品質：

- 雖然酒會讓人昏昏欲睡，但酒精會妨礙具有修復效果的快速動眼期（REM）睡眠，也已經證實有可能導致失眠與睡眠呼吸中止症。

- 尼古丁與各種含咖啡因的東西（咖啡；汽水；綠茶、白茶、紅茶等某些類型的茶；巧克力；Motrin 與 Excedrin 等成分含咖啡因的止痛藥），一下子就會過分刺激神經系統，導致入睡難度大增。

- 睡前運動有可能讓你累到睡著，但有的人如果在上床前健身（或活動），心率提高，反而更有精神、更清醒。

遠離有毒物質

你身上穿戴的物品、打掃家裡的用品、食物暴露的環境，都有可能接觸到你周遭的有毒物質。

如果你試著同時讓以上每一樣東西，全都無毒——該怎麼說呢？祝你好運。雪上加霜的是，我們喜歡的東西，有的可能含有「對你不好」的毒素，例如保養品、最愛用的水瓶、永遠不必費力刷洗的平底鍋。

話雖如此，還是要試著盡量使用無毒產品。

你可以在一天當中挑戰自己，做好功課，盡量避免接觸任何會讓你暴露於有毒物質的物品，找出更健康的解決方案。以下舉幾個例子：

- 避免使用白色的咖啡濾紙、廚房紙,以及其他白色的紙製品(一般用氯來漂白),改挑棕色的版本。

- 不使用含鐵氟龍(Teflon)或其他化學物質塗層的不沾廚具,改用陶器、玻璃、鑄鐵或不鏽鋼。

- 只使用標示無毒、無致癌物、非石油製品、不含氨、可生物降解、無添加香味、無染色的清潔產品。

- 不碰已知汞含量高的海鮮,例如鮪魚、某些種類的鯖魚、劍魚、大西洋胸棘鯛(orange roughy)。如果要吃魚,那就選汞含量最少的,例如鯰魚、比目魚、黑線鱈、鮭魚、吳郭魚。

- 不要用塑膠容器儲存或者是加熱食物,可以改用玻璃或陶瓷器皿。

- 把塑膠水瓶換成陶瓷或不鏽鋼的,不要一般的鐵水壺或鋁水壺。

用正確的方式獎勵自己

我認為做得好就該獎勵嗎?

當然。不論是終於掌握某項運動、第一次跑 5K,或是

某項健康分數有進步,當你在出擊過程中達成某些目標,衝過終點線,我怎麼會阻止你偶爾鼓勵拍拍自己。然而,慶祝方式決定了你將繼續前進或回到原點。

我認識的人在達成健康目標後,大都喜歡用世上最不健康的餐點慶祝——對,我也是,不過我沒有以前那麼離譜了。

如果只吃一次,就能讓你一整個星期有動力恪守飲食選擇,我還會阻止你嗎?不會,但這有點在扯自己後腿,不是嗎?我建議用更有創意也更健康的方法慶祝,例如:

- **贈送自己一個推動力**:新的運動鞋、一張蘋果(Apple)的禮品卡(購買健身時聽的熱血音樂)、一堂私教課、另一間健身房的一週會員——想一想什麼能鼓勵你做更多運動。

- **有罪惡感的享受**:想一想有哪些事,你平常因為任何原因,多半覺得把錢花在那種東西上很傻,或是不該做那種事,例如下載遊戲 App、追劇、買小說——那就去做。但不必自責,這是你應得的!

- **打扮自己**:做指甲或頭髮、新口紅、熱蠟除毛。凡是能讓你更美的都可以。

- **休息一下**：做 SPA，待在海灘一天，或是和家人商量好，給你一個安靜的下午。想一想如果有時間，有哪些事能真正讓你放鬆，接著在達成目標後，挪出時間做那件事。

CHAPTER 7

撫慰

多數人永遠不會意識到撫慰自己的重要性，直到為時已晚。太多人把所有精力用在奮發向上，卻永遠不會挪出時間把力氣用在……不逼自己。

從小到大，母親永遠鼓勵我給自己足夠的停機時間。以前我很難做到，現在也一樣，但母親常提醒我，如果不在必要時刻休息，身體將永遠沒機會恢復，埋下日後失敗的種子。我會因為過度耗損，更可能受傷與生病，或是更容易被各種造成我無法出擊的事干擾。

有的人因為每天找不出時間，或單純想法固執，以為吃苦就是吃補。我承認我兩種問題都有，關於這一點我相信大

部分人也一樣，但我首度診斷出乾燥症後，被迫學到一定要讓身體好好休息。

就算是好事，過度也會變壞事

身為運動員的我，原本就知道要適可而止，以免訓練過頭受傷，但乾燥症是完全不同的一回事。這下子我必須思考四面八方的壓力源，不僅要注意體能活動，也要注意飲食、環境、度過休息時間的方法，甚至是我選擇來往的對象。我不得不再次學習，即使沒感覺到壓力，或是大部分的日子不會痠痛，也不代表不需要休息。我其實非常需要留下充分的痊癒時間。

自從我嘗試生機飲食後，結果真的減輕乾燥症的部分症狀，包括疲倦、關節疼痛與消化問題。調整飲食協助我真正了解，為什麼一定要慎重對待進入身體的東西。不過，思維同樣很重要。我們要學著控制頭腦，甚至在必要時關掉，進入更平和、更療癒的狀態。

重新思考吃下肚的東西例如纖維、酒精與肉類、聰明的營養品、在飲食中加入正確的營養素、應用療法比如運動、伸展、按摩等，到借重冥想的力量，以及學習以更聰明的方式紓解焦慮與壓力。有太多方法可以自我安撫，裡裡外外療

癒身心。以上這些事物，全都能協助身心輕鬆快速地充電與恢復。不需要耗費太大的力氣，就能隨時處於療癒狀態。你只需要固定花一點時間，撫慰生活中的某些面向。

好好的撫慰

撫慰聽起來不難，但別掉以輕心。還是要以聰明的方式，了解自己的身體，才能使用正確的恢復工具免於痠痛，減輕疲勞，更不容易受傷。你需要記住以下事項，在每次撫慰、舒緩時加快療癒的過程。

別等出問題了再說。本節提到的部分舒緩技巧，許多人是發生事情後才亡羊補牢。你可能會以為，只有在某些時刻才需要舒緩，例如劇烈運動或受傷後。

或許你也是「羊跑了」，才知道要補救。你是否感到肌肉緊繃後，才做伸展運動？是否連續熬夜太多天，才早早上床，好好睡一覺？度過亂哄哄的一天，亟需靜下心，才想到要冥想？我想也是，因為不只你這樣。

然而，當你盡量以各種方式天天撫慰自己，你將隨時處於療癒狀態。也就是說你不會再那麼常感到痛苦，因為你在

身體的某個部位出問題前，就搶先照顧它們了。你永遠不會過度疲憊，因為你盡量不讓自己被剝奪睡眠。你永遠不需要忙著壓下心慌意亂，因為你的念頭早已處於更平和的狀態。

不要以為多就一定好。我們很容易以為如果某件事有好處，只要愈常做，成效也愈多。然而，如同運動、工作或生活中的其他領域，有可能因為太投入與太逼自己而過了頭，撫慰也一樣。

最簡單的例子是休息。運動過後讓身體有時間休息、恢復，是不是很重要？當然。每天晚上獲得充足的睡眠，是不是聰明之舉？無法反駁。然而，如果整天無所事事好幾個月，每晚睡 14 個小時，你覺得身體會發生什麼事？前文提過，過猶不及，所以請照本節說的執行。

撫慰你的飲食

一旦開始定期平衡與豐富飲食，你已經踏上改善健康的道路，由裡到外撫慰身體。然而，為什麼要停在這？許多健康的食物還額外有著療癒功效，可以緩解發炎，消除壓力與焦慮，促進消化。你可以嘗試以下任一作法，或是簡單挑選

某些食物加進目前的日常飲食。不論挑哪條路,你將能由內到外舒緩身體。

舒緩體內 pH 值

我個人傾向採取以植物為主的鹼性飲食。基本上,這表示我會吃更多鹼性食物,替換或限制選擇酸性的食物,以平衡身體的 pH 值（酸鹼值）。這套理論認為,某些食物會導致身體產生有害的酸。酸性環境會助長某些類型的癌症,但是吃某些食物則能改變身體的 pH 值,降低癌症風險,並以其他方式改善健康。

好,我相信背後的科學嗎？我嚴格遵守了嗎？我只能說對我而言,當我讓身體偏鹼性,盡量以八二比例吃東西——也就是,我的餐盤通常有五分之四（80％）是鹼性食物,其餘五分之一（20％）是酸性食物。我的確因此注意到不同。舉例來說,餐盤上有可能五分之四是蔬菜、豆類與穀類,剩下的是麵包或起司。

即便如此,我要你永遠改成這種飲食嗎？如果你改成這樣,我為你開心,因為我相信以植物為主的飲食十分重要。此外,整體而言許多鹼性食物對健康有好處,許多酸性食物則通常無益。我是說,不論你是否相信這種飲食理論,很難

否認吃青花菜比吃糖果好,對吧?相信我,嘗試這種飲食的確能由內而外撫慰身體。

如果你想找一天試看看,那就從五五比開始(盤子上一半是鹼性食物,一半是酸性食物)。每多試一次,盡量再多一點鹼性食物,少一點酸性食物。如果不確定愛吃的食物屬於酸性還是鹼性,以下是一些常見的例子。

鹼性食物

- **高鹼性**:鹼性水、大麥草、青花菜、青花菜苗、小黃瓜、豆薯(jicama)、羽衣甘藍、海帶、巴西利、櫻桃蘿蔔、黃豆芽、菠菜、喜馬拉雅鹽。

- **中鹼性**:朝鮮薊、芝麻菜、蘆筍、酪梨、蜂花粉、花椰菜、芹菜、櫻桃(酸)、寬葉羽衣甘藍(collard greens)、亞麻籽油、大蒜、青豆、綠甘藍、檸檬、生菜、萊姆、芥菜、歐州蘿蔔(parsnip)、南瓜、藜麥、番茄、蕪菁、生菜、高麗菜。

- **低鹼性**:杏仁、豆類(海軍豆/白腰豆)、甜菜、甜椒、青江菜、瓶裝水、抱子甘藍、蕎麥麵、胡蘿蔔、椰子、毛豆、葡萄柚、扁豆、橄欖油、洋蔥、有機豆腐、豌豆、生蜂蜜、紅甘藍、山藥、櫛瓜。

酸性食物

- **高酸性**：酒精、人工甜味劑、牛肉、糖果、罐頭水果、巧克力、咖啡、乾果、雞蛋、油炸食品、高鈉食品、果凍和果醬、豬肉、加工食品、貝類、加糖果汁、鮪魚、小牛肉（veal）、醋。

- **中酸性**：蘋果、杏子、香蕉、黑莓、藍莓、糙米、水牛肉、奶油、腰果、雞肉、蔓越莓、椰棗乾、無花果乾、葡萄、芭樂、番茄醬、芒果、美乃滋、油桃（nectarines）、燕麥、柳橙、紙莎草（papyrus）、桃子、梨子、鳳梨、粉紅葡萄柚、覆盆子、蘇打水、草莓、甜櫻桃、全穀義大利麵、野米、優格（甜味）。

- **低酸性到中性**：黑豆、哈密瓜、鷹嘴豆、煮熟的蔬菜、綠茶、鷹嘴豆泥、燕麥片、芝麻籽、大豆、葵花籽、西瓜、優格（不加糖）。

少吃宵夜

由於身體會趁你睡覺時做很多修復工作，以聰明的方式選擇睡前食物（以及攝取總量），是非常重要的。如果做出明智的選擇，肚子裡的東西不會影響睡眠。不好的選擇則會擾亂與影響睡眠的長度與品質。在睡前做出更好的決定，更

可能醒來後神清氣爽,準備好展開一天,

- **避免吃太多**:睡前吃任何超過 200 大卡的東西,多半只會儲存成不想要的體脂肪。如果需要吃點東西,那就控制在大約 100～150 大卡。

- **遠離任何有油的食物或甜食**:吃下帶有不健康的油(飽和脂肪)或添加糖的任何食物,有可能讓你更清醒,無法順利入睡。

- **遠離任何加刺激性食物**:吃下或喝下辛辣或酸的食物(例如柑橘或柑橘汁)時,可能不覺得有什麼,但會導致胃灼熱或其他問題,擾亂睡眠,導致早上醒來時更加疲憊。

- **堅守正確的比例**:為了保持血糖平穩,要挑混合複雜性碳水化合物與健康油脂/蛋白質的食物,例如一片全穀麵包,搭配 1～2 盎司的新鮮雞肉;一份茅屋起司加一些杏仁;一份希臘優格加一茶匙的奇亞籽;或是一小顆蘋果與半茶匙花生醬。

舒緩你的壓力與焦慮

你可以稱之為「鎮定食物」,因為某些蔬果與食物含有

的營養素,有助於減輕焦慮,降低整體壓力值。那些物質能改善身體如何回應壓力,刺激分泌「感覺良好」的化學物質,控制你的情緒,減少壓力荷爾蒙(尤其是皮質醇)。

你的飲食可能已經納入部分這類食物,不過即便已經在吃,為了達到「撫慰」效果,可以試著再加下列幾種食物。愈努力吃這些食物,人愈可能鎮定。

- **富含維他命 C 的蔬果**:不論你喜歡傳統常想到的莓果[1]和柑橘類水果(柳橙、葡萄柚、橘子、檸檬、萊姆),或是喜歡比較少人知道的(番茄、羽衣甘藍、青花菜、青椒、黃椒),每一種都含有維他命 C,可以降低皮質醇濃度,對抗壓力。

- **富含鎂的食物**:黑巧克力、青花菜、香蕉、南瓜籽、菠菜與酪梨,全都富含這種礦物質,有助於減少發炎與代謝皮質醇。如果挑選菠菜和酪梨,更會有額外的好處。菠菜富含的葉酸,可以刺激身體產生多巴胺,減少憂鬱,穩定情緒。酪梨能降低血壓,富含抗壓的 B 群。

- **麥片和香蕉**:兩者都含有左旋色胺酸,能促進釋放血清素(負責調節情緒的神經傳導物質,有助於大部分人帶來放鬆與幸福的感受)。[2]

- **種子與堅果**：兩者都含有大量抗壓的 Omega-3 脂肪酸，有助於增加血清素，減少體內的皮質醇濃度。核桃、亞麻籽、奇亞籽是好選項，但如果想要更多抗焦慮的保障，可以選擇腰果與葵花籽，因為含有左旋色胺酸。

- **多脂魚與貝類**：如同種子與堅果，鮭魚、鮪魚、大比目魚等多脂魚，以及牡蠣、螃蟹、淡菜，全都含有大量的 Omega-3 脂肪酸，尤其是 DHA（二十二碳六烯酸），能滋養大腦，降低血壓。

加強攝取纖維

如果你的每一頓正餐或點心都是植物性餐點，或是由蔬果或全穀組成，那麼你的每一口多半已經吃進一些纖維——這是好事。後文會再用科學解釋，為什麼纖維非常健康，不過眾多好處之一是助消化，讓食物順暢通過你的身體。

光是助消化的好處，就會順帶減輕一點身體的壓力。因此，我很喜歡嘗試在一天中偷偷塞進纖維，不需要費太多功夫就能做到。事實上，光是一湯匙的扁豆，四分之一杯的德國酸菜、半根胡蘿蔔、一湯匙的皇帝豆，甚至只是一茶匙的未加糖可可粉，就含有一克纖維。不論正餐或點心吃什麼，

就能視情況輕鬆多吃或加進富含纖維的食物,讓餐點更健康,也讓身體喘口氣。你可以混搭以下幾種理想的食物,加強攝取纖維。

常見富含纖維的食物

食物	份量	纖維（克）	食物	份量	纖維（克）
橡果南瓜	1 杯	9	芥菜	1 杯	5
紅豆	1 杯	17	海軍豆	1 杯	19
氣炸爆米花	3 杯	4	柳橙	中型1顆	4
杏仁	1 盎司	4	歐州蘿蔔	1 杯	6
蘋果	中型1顆	4	桃子	中型1顆	2
芝麻菜	1 杯	0.4	花生	1 盎司	2
亞洲梨	1 顆	4	梨子	中型1顆	6
蘆筍	3 條	1	豌豆	1 杯	14～16
酪梨	半顆	9	甜椒（青椒或黃椒）	中型1個	2
香蕉	中型1條	3	花豆	1 杯	15
黑豆	1 杯	15	開心果	1 盎司	3

食物	份量	纖維（克）	食物	份量	纖維（克）
黑莓	1 杯	8	李子乾	乾的半杯	6
藍莓	1 杯	4	紫包心	葉子1片	0.1
巴西堅果	1 盎司	2	覆盆子	1 杯	8
青花菜	1 杯	5	紅甘藍	1 杯	4
糙米	1 杯	4	紅皮馬鈴薯	中型1顆	3
抱子甘藍	1 杯	6	米糠油	1 盎司	6
布格麥	1 杯	8	褐皮馬鈴薯	中型1顆	4
腰果	1 盎司	1	芝麻籽	0.25 杯	4
花椰菜	1 杯	5	金絲瓜	1 杯	2
寬葉羽衣甘藍	1 杯	8	菠菜	1 杯	4
蔓越莓豆	1 杯	16	楊桃	中型1顆	2.5
南瓜	1 杯	3	草莓	1 杯	3
醋栗（紅或白）	1 杯	5	葵花籽	0.25 杯	3
杏桃乾	1 杯	9	番薯	中型1顆	4

食物	份量	纖維（克）	食物	份量	纖維（克）
無花果乾	半杯	7	甜白玉米	1大條	4
毛豆	1杯	8	瑞士甜菜	1杯	4
接骨木莓	1杯	10	胡桃	1盎司	2
菊苣	1杯	1.5	西洋菜	10支	0.1
亞麻籽	1盎司	8	麥麩	1盎司	12
鷹嘴豆	1杯	12	白豆	1杯	19
鵝莓	1杯	6	全穀義大利麵	1杯	6
四季豆	1杯	3	野米	1杯	3
豆薯	1杯	6	山藥	1杯	6
羽衣甘藍	1杯	3	黃豆	1杯	18
腰豆	1杯	16	黃櫛瓜	1杯	1.2
扁豆	半杯	8	櫛瓜	1杯	3
皇帝豆	1杯	14			

* 1盎司約等於 28.35 克。

撫慰你的活動

忙了一陣子終於能休息，會令人鬆一口氣。然而，如果你性子急，永遠覺得必須把油門踩到最底，等不及要看到成

效，要你別那麼極端，有可能很難做到。不過相信我，有時你真的需要冷靜，因為冷靜也是健康生活型態的一部分。更重要的是，不論你是否意識到，你的身體真的──是真的──需要你停下。

不論你只用上一個撫慰技巧犒賞自己，也或者努力後總有一天全做到了，我保證偶爾放鬆一下不會讓你退步。事實上，除了反而更有成效外，還能讓身體更不容易疼痛與受傷，輕鬆自在，活力充沛。你的頭腦和肌肉將獲得雙贏！

知道自己的極限

由於種種原因，運動是紓壓的最佳方法，包括降血壓、刺激腦內啡分泌，順帶一提，這種大腦產生的化學物質能增加開心的感受，減少疼痛。然而，過猶不及──運動也是一樣的道理。

訓練時間太長、太多、強度過高，反而會讓健身難以出現成效，因為沒給身體充分的休息、重組與修復時間，這叫過度訓練（overtraining）。永遠不要讓自己過度訓練，因為如果把身體逼得太緊，會增加受傷機率，還會抑制免疫系統發揮功效。

更糟的是,身體會開始用其他方式和你作對,包括血壓上升、慢性發炎,甚至拉高皮質醇濃度——這種荷爾蒙會分解肌肉,儲存多餘的體脂。

問題是我們不容易知道是否訓練過度,因為不論是阻力訓練、有氧運動、打球或任何體能活動,怎麼樣算過分強迫身體,每個人情況不同。我知道有少數頑強的運動員能一星期練六天,也覺得沒事。我認識的其他人如果一星期逼自己練超過三次,就會倦怠。幸好,下方有簡單的方法可以判斷是否把自己逼得太緊。

尋找明顯的徵兆:以我來說,警訊是當我開始對運動失去興趣,我會東摸摸西摸摸,就是不去運動。然而,如果你根本就不喜歡運動,健身八成永遠不會讓你感到興奮,可以改成觀察是否出現以下變化:

- 持續感到疲憊;
- 表現逐漸(或突然)變差;
- 持續喜怒無常(容易被惹惱);
- 感到沮喪或焦慮;
- 睡眠問題(失眠或翻來覆去);
- 喪失食慾;
- 免疫系統被抑制(你注意到愈來愈常感冒、被傳染或

疼痛）；
- 缺乏動力或興趣；
- 肌肉持續痠痛，怎樣都不會好轉。

測脈搏：首先，你需要基準線。早上一醒來（走動之前），坐在床上量脈搏 60 秒，寫下數字。每天早上都量，看看健身的隔天早上，數值是否產生變化。如果脈搏數增加，比基準線多了 8 次／分鐘（bpm）以上，即便沒出現前述的任何症狀，大概還是需要額外休息一、兩天。

增加柔軟度

伸展的重要性被高度低估。直到實際進行，你不會知道伸展運動能讓身體輕鬆許多。舉例來說，我不一定會意識到，自己帶著僵硬的臀部或下背走來走去，只知道一整天人都不太舒服。然而，我若記得伸展，立刻好多了！那種感覺好到近乎不可思議，但奇怪的是，雖然明知做完伸展會很舒服，我仍然必須提醒自己，才會去拉拉筋。

伸展能放鬆肌肉，不再感到那麼緊繃，減少受傷機率。此外，伸展還能防止姿勢問題。特定肌肉緊繃時，尤其是脊椎、膝蓋與肩膀這些部位，有可能造成肌肉錯位。永遠別讓

身體歪掉,因為肌肉要一起動而不是互相抗衡。若是肌肉歪掉的話,無法一起正確地吸收力氣,導致力氣壓在韌帶、椎間盤、半月板上。時間一長會讓那些區域變弱、發炎或導致慢性疼痛,更容易受傷。

此外,拉筋也能減輕壓力,釋放帶來美好感受的腦內啡,刺激血液循環,甚至改善平衡感與協調性。或許最棒的是,還能改善關節的活動度,讓你在做阻力訓練時,肌肉能用上額外的肌纖維,也就是說,動用的肌纖維愈多,整體肌肉愈發達!。

所以該做什麼,又要怎麼做?伸展基本上有四種:彈震式(ballistic)、本體感覺神經肌肉促進術(proprioceptive neuromuscular facilitation, PNF)、動態(dynamic)與靜態(static)。前三種的強度頗高,受傷機率較高,一般建議適合中高階的運動人士與運動員。最聰明也最安全的選擇是靜態拉筋,也就是把身體擺成某種姿勢,接著維持住一段特定時間。

該如何伸展,隨便你選,前提是以下肌群至少都要拉伸到至少一次:上背、下背、胸部、肩膀、腹部、臀部、股四頭肌、大腿後肌、小腿。

如果不確定要選什麼動作,我建議從以下幾種開始。不

過,無論怎麼挑,記得遵守以下的規則:

1. 至少先熱身五分鐘,讓肌肉變柔韌。因此,你可以挑做完阻力訓練或心肺訓練後,或是洗完溫水澡／淋浴後再做。也可以簡單的原地快走,前後擺盪手臂。

2. 輕輕做,讓肌肉有輕微的緊繃感或不適即可。永遠不要硬做到疼痛的程度。

3. 就定位後,至少拉 10～30 秒。我個人推薦做得到的話,要拉久一點(30 秒～1 分鐘),因為這樣的時間長度,才能真正開始感受到肌肉伸展開來。

伸展動作

做以下全部的動作,順序隨你挑。每個伸展動作至少做一次(最多 3～4 次)。

1. 開胸(與開肩)

站在牆邊,身體左側靠近牆壁,左手平貼牆上,直直延伸左臂,但不鎖住手肘。往前邁出一步,直到左胸側感覺有輕微的拉伸感。維持住這個拉伸姿勢,接著換邊,右手重複上述動作。

2. 鬆開下背（與脊柱）

平躺，雙腳延伸。左膝彎曲，左腳平貼地面。右手抓住左膝外側，左臂伸至側邊，手掌平放在地支撐。

左腿依舊保持彎曲，輕輕將左膝放至身體右側，軀幹同時扭轉至左側。停留在這個拉伸位置，緩緩轉回來；換邊重複這個拉伸動作。右膝彎曲，左手抓住膝蓋，接著輕輕將右膝放至左側，軀幹則扭轉至右側。

3. 鬆開上背

雙手交握、十指相扣，手臂伸直至前方——同一時間，雙手輕輕扭轉，直到掌心向前。保持手臂延伸，輕輕將下巴塞至胸前，保持這個拉伸姿勢。

4. 開肩（與上背）

面對牆壁，站在只有指尖能碰到牆的距離。跟蜘蛛一樣，手指慢慢在牆上一點一點往上爬，一邊爬、一邊往牆靠近，直到手臂到達最高極限。保持這個拉伸姿勢，接著手指跟剛才一樣，緩緩往回爬，回到初始位置。

5. 鬆開股四頭肌

坐在腳跟上，手臂伸至後側，手掌放在地面離腳幾吋的地方──指尖朝外。手掌繼續放在地上，輕輕傾斜骨盆，緩緩抬起臀部與胸部，達到力所能及的高度。背部、肩膀、脖子與腹部也會感受到牽引。保持這個拉伸姿勢，接著慢慢放下回到起始位置。

6. 鬆開大腿後肌

坐在地上，雙腳往前伸直，彎腰，在能力範圍內盡量往前伸，目標是向前碰到腳──接著維持這個拉伸姿勢。

接下來，右腿繼續伸直，左腿彎曲、左腳底平貼右大腿內側。再次彎腰，盡量朝右腳方向前伸。維持這個拉伸姿勢，接著換邊重複動作。這次左腿伸直，右腳掌貼住左大腿內側。

7. 鬆臀

四肢著地，雙膝併攏跪地、雙手手掌放在地上，兩手距離比肩略寬。在不抬起手或膝蓋的前提下，緩緩左右搖晃臀部。一邊進行，一邊想像盡量讓臀部貼地。

> **注意** 這個拉伸姿勢比較難維持較長時間,所以只要專注於盡量緩緩移動。每次從一側晃到另一側,暫停幾秒。

8. 鬆開小腿肌群

雙腳與肩同寬站立,左腳往前踏,雙手放在左腿上(膝蓋上方),緩緩伸直右腿,直到右腳的後腳跟貼地。維持住這個拉伸姿勢,注意背要直,頭抬高。好了之後換邊(右腳在前,左腳在後),重複上述動作。

9. 鬆開腹部(與脊椎)

俯臥於地面,雙腿伸直、腳面貼在地上,手臂彎曲、手掌平貼地面,擺在肩膀外側。臀部與腿部貼在地上,緩緩伸直手臂,把自己往上推。

一邊進行,一邊抬起下巴向上看,直到極限。保持這個拉伸姿勢,接著往下回到原位。

用冥想撫慰頭腦

冥想有許多種形式,事實上,對我來說,就連身為運動

員也是某種冥想。當我在場上練習，我一次又一次重複同樣的動作。當我這樣做的時候，便開始進入「心流狀態」，專注於身體當下在做的事，逃脫思緒——那種感覺很棒。

我知道有的人覺得冥想似乎太被動，起不了作用，但我之所以推薦，不是因為冥想能紓解壓力、降低血壓、改善睡眠品質，甚至提升免疫系統（以及後面章節會介紹的種種好處），而是因為冥想能慢下生活——即便只有幾分鐘——你可以喘口氣。

那你該做什麼，又該怎麼做？從引導式冥想、梵咒冥想、超覺靜坐（transcendental meditation），到太極或氣功等比較會動到身體的形式，放鬆頭腦的方法五花八門。我認為就挑對你有用的方式。任何人一下子就能做的簡易版冥想，就是正念冥想，主要目標基本上就是專注於當下。

在你嘗試前，先記住不要想著流程。太過想著有沒有做對，已經違反練習放鬆頭腦的初衷。請試著遵守以下的小訣竅，如果做不到完美，也別緊張。你愈練習冥想，就愈不會擔心做不好。諷刺的是，不想太多的時候，反而做起來更有效果。

- **盡量穿輕鬆的衣服**：也就是說，如果你是冥想新手，那就換穿不會以任何方式束縛身體的衣服。雖然冥想

的時候不會動,不要讓身上有干擾你的任何東西。

- **找不會被打擾的地方**:這點說起來容易,做起來難,但還是要找不會被任何人打擾的地方,而且最好盡量安靜。

- **在最理想的時間進行**:有可能是早上一起床、下班一到家或睡前,什麼時間都沒關係,但如果要事半功倍,那就挑頭腦的確能受惠於慢下的時刻。

- **擠出足夠的時間**:就算只是十分鐘的冥想,也能讓事情大不同,所以一開始至少挪出十分鐘,等準備好了,再瞄準更長的時間。

- **什麼姿勢都可以**:如果覺得不舒服,不必盤腿而坐與手放膝上。用最適合你身體的方式坐著即可(如果背部需要支撐,那就坐在椅子上或是坐在地上,背倚著牆)。

- **最後,專注於你的呼吸,但不要過頭**:只需盡量緩緩地用鼻子吸氣,用嘴巴呼氣。練習時,不必擔心是否做得太快,或是有哪個地方做錯了。只要意識到你的呼吸,感覺肺部隨著每一次的呼吸擴張與收縮。如果腦中浮現任何念頭,承認那個念頭,接著讓念頭飄

走,不要停留在上頭。

最後一點是不要期待立刻見效。如果用我建議的方式冥想,自然能在整個過程中,降低體內的腎上腺素與皮質醇。不過,相較於剛開始冥想的時候,你也會感到更鎮定,不再那麼焦慮,你可以穩住心神,不再東想西想。

撫慰你身旁的人事物

親友與身邊的人會影響你,但你也會影響他們。此外,如同你能豐富他們的人生,你也能撫慰與他們的關係。無論我們和誰的關係有多親近,無論感情有多深,偶爾還是會鬧得不愉快。不過,只需要正確的話、方法與態度,就能控制脾氣,不會一下子怒髮衝冠。

不隨便跳腳

仔細想想,有多少次吵架,事後還不是一笑泯恩仇?如果你和大部分人一樣,那麼你吵架後和好的次數,八成多過吵架後再也不跟對方說話。

如果你的確是那樣，那就承認這件事，接著想一想：大部分會和好的吵架，吵的事大概沒嚴重到會從此恩斷義絕，只是需要花一點時間，所以為什麼不一開始就收著點？

每當發生衝突，多數人會先把注意力放在情境帶給自己的感受。然而，那會導致你被情緒反應牽著鼻子走，無法就事論事。換句話說，我們會開始用情緒而不是理智來思考，脫口而出冷靜時不會說的話，接著事情愈演愈烈，一發不可收拾。

我自己也這樣。大部分時候，我知道自己想說什麼，尤其是親近的人。然而，到了一定的年紀後，我發現每當意見不合，對方又是多年老友、姊妹、父母、夥伴，此時真的需要想好了再開口。我沒要你把事情悶在心裡太久，那樣會有毒。我只是會用足夠的時間，想好該如何說出意見，盡量不起任何不必要的衝突。此外，我也在試錯過程中發現，你無法躲避衝突──你必須確認另一方說了什麼，接著誠實表示你需要更多時間消化那個訊息，即便你不一定會因此支持對方的言論。

與其在爭執的過程中，依據你被激起的感受來回應，不如暫停一下，壓住自己想說的話，讓對方暢所欲言。要講多久都沒關係，他們終究會沒話說。對方發言時，不要管語

氣，試著在一堆難聽的話之中，找出他們想傳遞的訊息。接下來，如果可能，告知你需要時間思考他們的話。不過，如果情況不允許你好好想一想再說，那就試著重複對方說的話，詢問：「讓我知道我是否理解正確。你感到○○○（對方剛才說的話），對不對？」光是這個簡單的舉動就能降溫，證明你認真聽他們說話，真正了解他們在意的事。

這種事需要練習，有意識地努力這麼做，不僅能防止事情升溫，還能讓對方感到被聽見，即便你不認同他們不吐不快的話。

透過改變對方心情來撫慰

嘿，所有人都有春風得意的日子，也有許多衰透了的日子。如果你是這樣，你知道嗎，每一個人都一樣，包括你在乎的人。如果你在乎的人滿臉陰鬱，好像有人欠他們幾百萬的樣子，這對任何人都沒好處，尤其是你會有魚池之殃。負能量會帶來負能量，所以要試著趁早制止。

當你看到平日開朗與充滿希望的人，眼下卻情緒低落，那就想辦法讓他們開心。通常只需明講他們看起來心情不佳，問他們你可以幫什麼忙，就會有很好的效果。我說真的，如果你關心對方，應該有辦法說出：「嘿，聽著，我知

道你心情不好,但你正在讓大家都心情不好——我知道你不是故意的,所以我能幫什麼忙,讓你不再那麼不高興?」

有時光是那樣說,就能讓對方態度好轉,因為你讓他們意識到自己在人前是什麼樣子,也或者是因為你展現支持。有的時候,他們當下是真的需要有人幫忙。一旦你出手相助,他們更能從負面回到正面。

不求回報

如同第五章〈平衡〉所言,你帶進圈子的人,你們的關係必須平等互惠。不過,事情不會時時刻刻都完全平等。常見迷思是健康的關係永遠會是五十五十平分的,但有時在某些時期,一方必須比另一方多擔待一點。

在某些日子,你對別人好,不一定會立刻得到感謝。有時你殷勤體貼,但無人在意。有時你把對方視為朋友,付出比較多。然而,只要你們兩個人持續為彼此付出,這段關係照樣能開花結果。只要對方不是永遠都冷淡對你,只是一天那樣,某次這樣,一時那樣,那就只是暫時的,不必多想。

當然,在完美的世界,我們會感恩每一個支持的舉動,感謝所有溫暖,停下來感謝每一個人。然而,那是在完美的

世界。總會有某些時候，你對別人很好，鼓勵對方，但對方當下沒意識到。此時與其糾結為什麼對方不感恩，不如提醒自己，重點永遠不是獲得感謝。你會那麼做，是因為你在乎這個人。

事情是這樣的，如果你一直想著為什麼某個人不感恩，有時你不僅會不想再對那個人好，甚至對其他人也是如此。不知不覺間，那股負能量會滲透進你其他的人際關係，全都只因為那微不足道的時刻，你沒獲得誇讚。

下次你對朋友好，不要期待會拿到獎盃。提醒自己要不求回報。當然，萬一對方一次又一次把你視為理所當然，你需要重新思考這段關係。

然而，如果對方只是一時那樣，那就想辦法接受，但持續在未來向對方保持感謝之心。這麼做不僅因為這是正確的行為，還因為別人看到你這麼做，有可能跟著做，甚至改變特定那個人的行為。

多分享一點自己

不論我們是否意識到這件事，碰上敞開心扉的人，多數人也更能敞開心扉。有時放下防備，允許自己露出脆弱的一

面，與身旁的人分享私事，是一種健康的行為。這裡講的私事不必聳人聽聞，具有八卦價值，只是展露真正的你，提醒對方你信任他們。

我稱有的人為「分享狂」，因為他們常過度分享，我本身則相反。我認為你得篩選要分享什麼，先觀察現場氣氛再說。如果氣氛很僵，不會有任何分享（哈！）。然而，如果氣氛還好，時機對了，你有可能幫到別人，連帶建立起更深厚的友誼。

舉例來說，我有一個交情很好的朋友，我們一起打球。然而，有一次我三天沒時間打電話給他。不知怎麼的，這段友誼就變調了。

有一年半的時間，因為他在氣我，我們一直沒談發生了什麼事，但後來我終於請他到餐廳聊聊。我告訴他：「聽著，如果我們甚至無法弄清楚彼此怎麼了，這是一段虛有其表的友誼。如果要當朋友，我們有必要誠實告知，彼此生活中發生了什麼事。」

我們那天聊到很晚，欲罷不能。要不是因為服務人員死死瞪著我們，我們還會繼續聊。然而，我們終於說開了，那種感覺很美好，幫了我很大的忙。人必須持續成長——包括更懂得處理情緒。

撫慰你自己

有一堆事要忙時,很難挪出幾分鐘慢下腳步。原因或許是如果忙裡偷閒一下,令人感到自私或懶惰。在某些日子,或許連停下一秒都難——至少你是這樣認為的。不論理由是什麼,你得提醒自己,一定要偶爾幫生活按下暫停鍵,專心做些能撫慰身心靈的事。

暫停還有助於紓壓、減少發炎、緩解任何疼痛。不過最重要的是你可以休息,你值得休息——永遠不要忘記這點。

安排「一律拒絕」的夜晚

至少一星期一次,無論多忙,我會給自己安排「一律拒絕之夜」,例如不參加派對、活動、聚餐——雖然那個晚上會很愉快,我也喜歡當天即將出席的人們,不過我會給自己留點空檔,以免燃燒殆盡。

我認為留空是某種預防醫學,因為我開始空出這樣的夜晚之前,總是一個晚上約三件事,每晚出門。有太多次我真到要累出病來,才終於有勇氣留一個晚上給自己。然而,每次到了這種時候,每件事都出了問題,包括我的飲食習慣、精力、睡眠,尤其是健康。

如果你固定使用某種大富翁的「免罪卡」：不論多想出門，不論邀請的人是誰，每星期有一個晚上留給自己。你會訝異光是一星期休息一晚上，就能神奇地讓每件事維持在正軌上。

每小時呼吸一下

當然，你隨時在呼吸，人不可能不呼吸。據說人一天大約呼吸 17000 次，但你清楚身體如何處理那些空氣嗎？人體裡的每一個細胞都需要氧氣。沒錯，每、一、個。因此吸進的氧氣愈多，你帶給全身上下每一處的好處也愈多。

想起來很不可思議，但你每一次的吸氣與呼氣，完全掌控了會影響全身的東西。這樣說起來，多關照一下呼吸，是不是聽起來有道理了？

我沒有要你每一次呼吸都盡量深呼吸，畢竟一天可是要呼吸 17000 次！理想上，永遠採取以下這個技巧就好：每小時深呼吸 6～7 次，你可以緩緩地用鼻子盡量吸氣，閉住呼吸一、兩秒，接著慢慢用嘴巴吐氣。

關照呼吸的流通後，這個小小的練習就能幫助你更有精神。

可能的話，小睡片刻

我喜歡小睡，誰不喜歡呢？事實上，當我到外地比賽時，落地後一定要馬上好好小睡，調整時差，以免影響表現。不過，小睡不只能減輕疲勞與提高警覺，還是很好的痊癒工具，使你年輕與修復身體。

科學已經證實，小睡不僅能減壓，還能大幅減少睡眠剝奪。睡不飽會傷害記憶力，提高皮質醇濃度，甚至減緩新陳代謝。不過，不是趴在桌上就能獲得最多小睡的好處。小睡的時間多寡很重要，睡得不對會有反效果。以下是最佳的行動步驟：

- **注意時間**：小睡時間的甜蜜點，據說是一天裡體溫一般會下降的時刻，也就是下午 1～3 點之間。

- **睡一下就好**：最多 10～30 分鐘如果超過，陷入深度睡眠的機率會提高，擾亂夜間的睡眠，或是小睡醒來後感到更累，而不是更有精神。

當自己的朋友

我就直說了。在這趟旅程，或許是第一個月、第一個星期，甚至是第一天，你會搞砸。此外，我要你感謝每一次的

失敗,但目的是從錯誤中學習——不要忙著罵自己沒做好。

如果朋友不小心搞砸,你會有什麼反應?你身邊的人如果有想達成的目標,但跌跌撞撞,你會對他們說什麼?把他們臭罵一頓?你會因為他們失敗,讓他們自責內疚嗎?你會對著已經盡力的人搖頭嗎?當然不會——所以為什麼你要這樣對自己?

別誤會。我當然要你拚盡全力,但如果有某幾天,你做不到設定好的目標,也別輕視自己,要當自己的好朋友。你怎麼扶起跌倒的朋友,就怎麼扶起跌倒的自己。你如何對待別人,就如何對待自己。你要對自己好,感謝自己當天做到的事,不論那件事有多小。

CHAPTER 8

相信

　　每次有人說我擁有獨一無二的風格,一看就知道是我,我都感到受寵若驚。我的球賽、我的時尚感、我的室內設計作品,展現出某種獨特的東西——我的舉止、我過生活的方式,就是那樣。不過,別人眼中的「特點」或「特質」,從來不是我苦心經營。我只不過是擁抱自己,對自己的人生方向有信心。

　　換句話說,我所做的一切,只不過是相信那些塑造我、協助我前進的行動與行為。人人都能做到這件事,因為所有人都擁有「獨一無二、一看就知道是誰的風格」,只不過很少有人相信自己,相信自己採取的行動真能改善人生,有一

天將大放異彩。

　　缺乏信心造成很多人無法達成健康目標——即便他們照著理想的健康方案執行。人們不懂無論是維持更健康的飲食方式、培養更好的個人習慣，或是增加活動量，光是相信自己，相信走過的路不會白費，就能替人生的每一個面向帶來很大的助力。

　　「相信」要做的事很簡單，就是相信自己、相信每天採取的步驟。這裡要你採取的行動，有的或許聽起來微不足道，導致你想要直接跳過，但不要犯這種錯。出擊法裡有「相信」這一項，是有原因的。相信會提醒你要有信心，你現在做的健康決定會見效於未來。或許不是今天，或許不是明天，但由於你和你抱持的信念，就在不遠處的報酬，終將值得投資。

　　此外，本節會談身體與心理的強大關聯。如果你對靈性不感興趣，不相信所謂的「身心連結」，我懂。不過，即便你不接受這一派的理論，大腦無疑是每一件事的中心。因此不論喜歡與否，我們的感受與思維模式，直接影響著整體與身體的健康。你愈相信流程，流程就愈能助你一臂之力，不會扯後腿。

練習相信

我要你相信如果做到本書介紹的八種行動，人生將大幅改善。但老實說，叫人要相信改善自我的步驟是一回事——人們是否真的會去做，又是另一回事。對有的人來講，抵達「相信的境界」不僅具有挑戰性，甚至是八大支柱中最難的一個，因為「相信」極度需要你可能沒有的樂觀。不過萬一你不是樂觀的人，也別擔心，因為你不孤單。你在閱讀本節時，可以想一想以下幾件事。

別害怕，要興奮

當我們真心想要某樣東西，例如渴望真正的改變，這其實會讓我們會忐忑不安，對吧？我們通常不確定如何抵達想去的地方，若想抵達，一般需要踏上從未走過的路，或是曾經走過，結果迷路了。即便你開始在生活中做出正面的改變，你可能開始質疑自己：「我真的有辦法改變思維嗎？真的能改變飲食嗎？真的能改變自己做的事嗎？真的能改變我擁有的時間？我真的能對自己、對我做的事有信心嗎？」

答案是可以。因為一旦你開始出擊，不論你選擇嘗試哪些選項、走哪個方向，你將開始重複強化特定行為，養成習

慣，就跟運動員一樣。

運動員所做的一切，基本上就是這樣。沒有人一開始就是完美的，也沒人一開始就立刻做到頂尖。所有的運動員只不過是出發，開始一遍又一遍重複某件事。他們起初有普通的表現，接著有好表現，再接著如果投入足夠的時間，又相信自己、相信自己採取的步驟，最後會有優秀的表現。只要你相信流程，你一樣會如此。

如果曾經失敗，就忘掉吧

有的人沒辦法對流程有信心，因為他們還記得人生中沒獲得成功的時刻。他們可能嘗試過改善生活——也全心相信流程——但最終還是沒能如願。然而，如果你一直想著過去的失敗，你會沒信心再試著前進一次。

無論你是否選擇讓自己意識到這件事，你的內心的確有力量改善現況。不是因為你天賦異稟——純粹是人人都具備這樣的能力。每個人都能在任何時候，決定做出好選擇或壞選擇。

你猜怎麼著？每個人都有失敗的歷史，你不孤單。贏家與輸家的差別，在於贏家從失敗中學習，接著就讓失敗淡出

記憶。出擊有時會失敗，但我要你從每次的失敗中學習——然後就不再去想。

如果你失去信心，那就記住事實

即便知道什麼事有益，我們還是很容易說服自己放棄。我們讓自己相信，「嘗試這個」或「改變那個」或許能因此讓別人的人生不同，但是對我們人生不會有影響，因為我們的情況跟別人不一樣。

所以，本節提出大量的科學解釋，證明我建議你嘗試的各種改變有好處。當你很難找到與鼓起信心時，那就多鑽研接下來書中提到的事，讓科學研究給你信心。

相信你的飲食

好吧，坦承的時間到了——我的飲食習慣時好時壞。我很不願意承認，但我這一生有太多時候摔下「健康列車」，一連吃幾星期的垃圾食物。我其實從來不曾亂吃超過一個月，但是當我摔下列車，即便只是一下子，我不曾真正恢復原樣。傷害已經造成，我身體感到不舒服，精氣神也受影

響。

　　我後來能戰勝溜溜球飲食，原因是終於了解自己即將永遠摔在鐵軌上，再也回不去。摔下車是無法避免的，也沒什麼好丟臉的，搭不上健康列車才是問題。如果你等得太久，才試著爬回車上，火車早已一路開到最西邊的加州──而你人還困在密蘇里州！

　　有個好例子，幾年前我和家人去迪士尼世界。糖果是我的毒品，我身邊不能有糖，家裡也不能放糖果，如果有糖的話，我一定會吃掉，而且每次都毫無節制。

　　我們全家抵達迪士尼的第一天，我很乖，只吃了爆米花。第二天，只吃了一個甜點。然而，第三天我們去了未來世界（Epcot）。我從沒去過那，起初想著：「吃吃看這裡的甜食。」配合現場的歡樂氛圍，一口就好。然而，兩小時後，我可以說是拋下家人，只為了吃垃圾食物。

　　我就那樣在未來世界逛來逛去，幾乎是買遍、嚐遍、吃遍每一樣東西。我甚至打電話給朋友，問他這裡有在賣幸運符奶昔（Lucky Charms milkshake），我該不該喝喝看，因為我朋友最愛喝了。朋友說：「當然，快去！」這下可好，我飽到甚至無法和家人共進晚餐。然而那一天，我決定管他的。我知道隔天自己就會收心。

現在我掉下健康列車時,我會放自己一天假。這時候我也不會責備自己,更不必有罪惡感——但我隔天就會改邪歸正,不會一發不可收拾好幾個星期。為了協助自己相信流程,以更快的速度回到車上,我會回頭溫習,對我來說為什麼某些健康營養素十分重要。我提醒自己雖然不會立竿見影,我如今的飲食確實讓事情大不同了。

相信纖維有好處

目前有十分之九的現代人纖維攝取不足,原因是外食族比例增加,而外食選項中含有的纖維並不多。這點很不幸,因為很難忽視含有足夠纖維的飲食,對長期健康的好處。

纖維的神奇之處,在於一種身體無法分解的醣,並分為兩種:水溶性,也就是能溶解於水中,存在於蔬菜、豆類、堅果與種子、燕麥、大麥,以及蘋果與草莓等水果;與非水溶性,意指那些不溶於水,存在於豆類、全穀、糙米、布格麥、麥麩、堅果與多種蔬菜。兩種纖維都能清掃你的消化系統,促進腸胃蠕動。

我認為這正是有的人不重視纖維的緣故。太多人想到纖維,就想到那是關心排便的人在吃的,或是用來增加飽足感,連帶比較不會吃過頭或吃零食。當然,這些人說的沒

錯，但排便正常、沒暴飲暴食的人，有可能因此覺得不需要監督自己一天攝取多少纖維。

纖維是你的朋友，除了提供飽足感，還有太多太多好處。纖維能吸收過剩的卡路里，這麼一來身體能少儲存一點脂肪，降血壓，減少體內「壞」的膽固醇，還能維持血糖平穩。此外，纖維扮演著重大角色，能降低罹患各種疾病的風險，包括糖尿病、心血管發炎、心臟病，甚至是某些類型的癌症。這就是為什麼在我眼中，纖維的確是從頭到腳的全身撫慰劑。

每當我感到需要小小提醒自己，相信纖維的重要性，我只需要想起世界衛生組織（World Health Organization）證實：每攝取八克的膳食纖維，第二型糖尿病、冠狀動脈心臟病與大腸癌的總死亡人數與頻率，就會下降 5～27％。[1] 只要八克！等於只需要吃一顆柳丁與一盎司的杏仁，或是二顆蘋果加二盎司的花生，所以別再找藉口了！

相信脂肪的力量

有些人會覺得，每一餐、點心都要吃到某種健康的油，似乎怪怪的，尤其如果目標是減重。當然，一克的油有 9 大卡，而蛋白質和碳水化合物每克只有 4 大卡），但如果因為

害怕體重增加或不健康,就懷疑這個步驟,不肯吃油,你弄錯了。

當然,不是所有類型的脂肪都是好東西。不好的類型包括反式脂肪,如一般富含於動物產品、速食,或是任何含氫化脂肪的食物,與飽和脂肪,像是乳製品、牛肉、豬肉、羊肉、奶油、帶皮家禽、蛋,以及室溫下維持固態的植物油,例如椰子油與棕櫚油。我的意思不是這些東西完全不能吃,只是少吃一點比較好。

不過,好的脂肪也就是不飽和脂肪則不一樣。不飽和脂肪分為兩種:單元不飽和脂肪酸(MUFA)與多元不飽和脂肪酸(PUFA)。如果適量攝取,這兩種脂肪對你都有好處,在調節體溫、減少發炎、保護器官、維持皮膚與頭髮健康,以及協助身體吸收部分關鍵維他命,尤其是維他命A、D、E、K等方面,扮演著重要的角色。此外,還能修復與保護體內每一個細胞的外層。換句話說,「好」的脂肪是朋友,不用怕。

相信喝水的療癒功能

提倡多喝水會遇到的障礙,就跟鼓勵攝取纖維是一樣的,令人覺得是瘦身的人在做的事。的確,一天之中多喝水

能增加飽足感，比較不會想吃不必要的食物，也就能減少攝取身體不需要的卡路里。但除了這個明顯加分外，喝水的好處不可勝數。

你全身上下所有系統都需要水，才能順暢運轉。喝水的時候，水協助把維他命、礦物質與其他營養素運送至細胞，帶走有害的毒素，穩定血壓，調節體溫，保護器官與關節免於碰撞與受傷。

水十分關鍵。光是流失體重 1% 的水，就會擾亂身體的新陳代謝，造成一整天燃燒較少的卡路里，也無法輸送充沛的氧到全身，這時候我們會感覺特別疲倦，進而影響全天活動。

1%！你想一想，如果體重是 150 磅（約 68 公斤），那就是說，光流失 24 盎司的水大概是兩罐汽水的液體量，就會出問題。在炎熱天，或光是跑一次廁所，很容易就會減少那麼多水，導致整體的表現下降一至兩成。

那就是為什麼我要你試著每次喝水時，想一想補水對身體的影響。你必須相信多喝水除了能讓體內每個功能都正常運轉，還能讓自己更有精神。精神好了之後，也更能運動與從事你選擇的健康活動。

相信蔬果

你知道嗎？研究顯示相較於不吃任何蔬菜，一天吃三種蔬菜的話，平均大約多活兩年半。[2] 每天花 50 美分在蔬果上，全因死亡率（all-cause mortality）的風險會下降 10～12％？[3] 如果你聽過，還是值得再提一遍。如果你不知道，現在你知道了。

你不需要我來告訴你，蔬果富含維他命、礦物質、抗氧化物、纖維、酶，以及其他同樣有益健康的營養素。我能否拋出一份又一份的研究報告，談吃蔬果證實能降低各種罹病風險，包括數不清的癌症、心臟病、中風，以及其他各種危及性命的慢性病風險？我猜絕對有辦法，但我就不在這裡當各位的媽了。你八成從小聽到大，但你有認真聽進去嗎？

嘿，你不必是每一種蔬果的專家，也能相信為什麼蔬果如此特別。我懂。有太多可以吸收的知識，尤其是世界上有好幾千種蔬果，每一種都是特有的營養素組合，至少會有幾百份研究解釋對健康的重要性。那些研究可以回溯至數十年前——在你讀這段話的當下，還不斷有新的研究。所以你還在等什麼？快點運用那些知識，強化你的信念。

我的意思是與其因為要吃蔬果而盲目地天天吃，還不如試著在準備吃下去的那一刻提醒自己：眼前的食物即將如何

幫助你的身體。我是說真的，拿起你的手機，在搜尋欄打上食物名加「健康好處」幾個字，接著認真吸收跳出的搜尋結果，只要那個資訊來自可信的源頭，例如：美國農業部食品成分資料庫（USDA National Nutrient Database）、美國食品藥物管理局（US Food and Drug Administration）、美國癌症協會（American Cancer Society）、美國心臟協會（American Heart Association）或梅約診所（Mayo Clinic），又譯梅奧醫學中心等*。

每次你這樣做——真的是每次——都是在「喚醒你」，提醒自己為什麼這麼做。你會立刻對你選的食物恢復信心。這很瘋狂，不過還真的能讓你比幾秒鐘之前，更想吃這樣食物——甚至讓蔬果嚐起來更美味——我希望帶給你這樣的效果。你選那些食物，不是因為有人叫你選，而是因為你知道與相信蔬果帶給身體的好處。

相信你的活動

我無法想像自己不活動，但或許你和我不同——那也沒

---

* 編按：台灣可靠健康資訊建議以台灣衛福部、食藥署、疾病管制署等相關單位公告資訊及網站為主。

關係。規律運動對很多人來說，一點也不有趣，即使運動的好處絕對能彌補無聊。或許這就是為什麼全美 20 歲以上的成人，超過 73％過重，近 42％被視為肥胖（美國疾病管制與預防中心的數據）。[4] 不過，經常提醒自己努力後身體會發生的事，就更能相信多動的重要性。

相信自己能逆齡

不論你喜不喜歡，事實就是事實。科學證實一旦慶祝 30 歲生日，身體會開始流失肌肉，每十年減少 3～5％（大約平均一年半磅／227 克）。這種逐步的流失不僅會讓你虛弱，還會讓新陳代謝變慢，休息時燃燒的卡路里變少，儲存更多不必要的體脂肪。這不是好事。不過，若能用阻力訓練平衡，一星期做兩、三次，就能防止肌肉流失，甚至讓新陳代謝提升 15％。

聽著，我有朋友天生苗條，不在乎什麼瘦肌肉，但如果你也是這種體質，我還是會告訴你同樣的話：沒錯，阻力訓練能協助肌肉成長，也能逆齡，穩定你的關節，改善你的行動力與平衡。鍛鍊肌肉的負重運動同樣有助骨密度，有效減少骨質疏鬆症的風險。事實上，阻力訓練不僅能防止年紀大了自然發生的骨質疏鬆，甚至有利於生成新骨質！此外，證

據顯示，阻力訓練也能減少發展心臟病與糖尿病的機率，減少 LDL 膽固醇濃度，LDL 膽固醇也就是「壞膽固醇」，是造成動脈阻塞的主因。換句話說，你可能不關心協助練出瘦肌肉的健康計畫，但這種計畫會順便讓全身更健康。

相信你能讓心臟更健康

前文提過，美國疾病管制與預防中心建議，每星期要從事 150 分鐘的心肺活動，對吧？如果你需要更多證據，了解為什麼需要相信那個數字，那就記得研究也已經證實，做任何形式的運動──真的是任何形式──每星期至少 150 分鐘的話，可增加五年壽命。[5]

這怎麼可能？梅約診所[6]指出：持續做心肺運動有許多延年益壽的好處，包括防止體重過重、訓練心臟，降低血壓，增加體內的高密度脂蛋白（HDL，所謂好膽固醇），以及控制膽固醇。事實上，這些好處或許能解釋，為什麼規律運動證實能降低罹患各種疾病的風險，包括某些類型的癌症（例如乳癌與大腸癌）、高血壓、中風、糖尿病，以及其他許多慢性病與醫療狀況。

如果你是必須眼見為憑的那種人，那就相信立即能看到的事。你一整天的精神會有顯著的不同，而且規律的心肺訓

練能改善睡眠品質，還有助排除乳酸。這裡指的是阻力訓練所產生的疲勞堆積物質，會導致訓練期間與訓練後有時會有灼燒感）。每次你感到精神比平常好、晚上睡得更香，或是比較不會痠痛，這些明顯的獎勵能小小提醒你，你可以相信心肺運動偷偷在體內，努力改善你的整體健康。

相信坐下來冷靜的好處

如果你覺得冥想太輕鬆，不像會有效果的樣子，你必須現在就改變心態。我們太習慣認為如果要見到成效，就要很拚才行，而光是躺在那吸氣吐氣，不像是什麼難事。

真有那麼簡單嗎？因為我認識的人，大都擠不出任何冥想的時間。我們太執著於完成事情，無法放任自己「什麼都不做」。其實對多數人來講，冥想並不容易，因為我們永遠不給自己那種時間。

不過，事實證明：當你挪出時間，規律冥想會以你可能沒察覺的方式，影響到身體與大腦。沒錯，你已經知道冥想有助於減輕憂鬱、焦慮與壓力，更別提能降低安靜心率（resting heart rate）與血壓，這裡包括舒張壓[7]與收縮壓[8]，讓你睡得更好，甚至減少失眠風險。[9]偶爾好好呼吸一下，就有這麼多附帶的好處。

研究顯示，冥想能減少長期的心理壓力，因此能改善免疫細胞，強化免疫系統。[10] 此外，冥想不僅能讓頭腦冷靜，還能促進大腦認知功能[11]、血流[12]與生成髓磷脂（myelin，包裹神經細胞的脂質保護層）[13]。除了以上種種好處，冥想還證實能減少發炎[14]，降低情緒性進食的衝動[15]，以及更能控制慢性疼痛。[16] 光是固定抽出一點時間遠離混亂，就有這裡提到的以及其他數不清的好處。

相信走路能讓助你一臂之力

首先，如果你不相信走路的力量，請記住這個事實：雖然走路沒跑步快，兩者用到的肌肉是一樣的（股四頭肌、大腿後肌、臀肌、小腿肌肉、核心）。此外，不論你是用跑的還是用走的，每移動一英里的距離，身體大約會燃燒100大卡。

我不知道你怎麼樣，不過我知道自己偏好哪個選擇，尤其是當你知道跑步時，每一步帶來的影響（對關節的衝擊）是走路的六倍。

雖然，走路不如慢跑或快跑對身體那般劇烈，還是能帶來高強度運動的健康好處。科學斬釘截鐵證實，規律走路會同時提升好膽固醇與降低壞膽固醇。

此外,走路還能減少各種風險,包括肥胖、心臟病、腰圍大、高膽固醇、高血壓,另外還有癌症、憂鬱、骨質疏鬆症、第二型糖尿病,以及其他大大小小的健康問題。

相信可能發生的事

最後,我要你對於規律運動抱持合理的期待。很多時候不是健身計畫讓我們失望,而是我們有錯誤的期待。如果你希望運動立即見效,不會有這種事。本節提到的所有改變,幾乎沒有任何一項會發生在一夕之間,但確實會發生。

我會這樣說,理由是多數人的目標通常第一名是減重。就算每一件事都平衡了(特別是你的飲食與活動),如果以健康的方式進行,身體平均一星期只會減少一、兩磅(一磅約453.6克)。如果超過這個數字,代表吃得不夠多與過度運動。此外,你多減掉的那幾磅,八成不會是脂肪,更可能是流失瘦肌肉組織與水,造成新陳代謝變慢與脫水。

即便如此,記得提醒自己,你想見到的成效正在路上——但會以該有的速度出現。

相信你身邊的人事物

若別人寫悼詞紀念你的時候，你希望他們說什麼？

聽起來雖然是個怪問題，但認真想一想，你希望上頭寫什麼？你想留給這個世界與身旁的人什麼影響？因為不論喜歡與否，是不是你要的，你今日的行為會決定人們記住你的方式。

你要人們說，你整天待在家什麼都不做？你要人們只記載事實，如在〇〇城鎮出生、〇〇地工作、定居於〇〇處……還是歌頌能有你這個朋友？

我永遠不懂，為什麼有人喜歡炫耀自己是一匹孤狼，好像那是什麼好事。那樣講只讓我知道，他們不是真正了解定期社交與交流的重要性，尤其當對方是支持你的人。

我想說的是什麼？如果你認真讀本書談飲食、活動與自我的章節，但匆匆略過談「身旁人事物」的段落，那麼本節是為你寫的。研究顯示[17]，你建立與培養的關係將在身心健康、健康行為，甚至是死亡風險等各方面，扮演著重要的角色。這就是為什麼你必須相信投資人際關係很重要。如果想過更健康、更長壽的生活，更是要注意。

朋友能讓你適度降壓

壓力大,身體就會分泌皮質醇,升高血糖與血壓,好讓你有能量對抗或逃離壓力源。然而,要是壓力一直很大,升高的皮質醇就會滯留過久,健康狀態處於發展出一系列狀況的風險。

從失眠、頭痛、長痘子和濕疹、疲憊與消化問題,到更為嚴重的問題,包括慢性疼痛與高血壓、新陳代謝慢下。短期的傷害已經夠糟了,長期的慢性壓力更是會導致憂鬱、焦慮、不孕症、心臟病、體重增加[18],以及潰瘍與胃食道逆流疾病等腸胃問題。

雖然朋友有時也會讓人有壓力但友誼很強大,能讓你壓力值不至於過頭。[19] 一部分的原因是有朋友在,你會更有安全感、更不容易沮喪,遇上困難有人幫。

不過,證據顯示即便是很簡單的事,例如好友抱了你一下[20],或是和朋友一起大笑,都能釋放帶來幸福感的腦內啡(特別是催產素),還能大幅減少皮質醇,以及其他不利於健康的壓力荷爾蒙,例如腎上腺素。

朋友能讓你身體更健康

為什麼擁有很好的朋友，能改善身體健康與幸福感？背後的祕密是什麼？因為朋友鼓勵我們堅持更健康的習慣，指出我們視而不見的壞習慣正在造成傷害？因為什麼事都一起做，我們知道永遠會有運動夥伴或一起打球的人？中間的關聯是什麼不重要。總之研究已經證實，有朋友是好事。

如果你不認為友誼能幫助你維持健康，研究證實擁有重要親密連結的人士，出現各種醫療問題的風險較低，包括高血壓、心血管疾病、肥胖，甚至是癌症。證據甚至還顯示，維持社交能減少身體發炎，而發炎會導致中風、關節炎與心臟病。[21]

朋友能讓你精神堅強

培養與維持高品質的友誼，不僅能防範憂鬱、焦慮與其他可能影響精神健康的問題，還能避免心智衰退，改善記憶[22]，提升腦力[23]，甚至能減輕疼痛反應。[24]

有人可以訴苦，例如聽我們講心事的朋友，還可能與保持長期敏銳的認知能力，有很大的關聯。研究顯示，感到獲得支持、有人認真聽自己說話的人（同時得到他人的建議與

情緒支持），更能對抗認知疾病，包括阿茲海默症與其他形式的失智症。[25]

友誼能助你長壽

研究人員證實，擁有穩固的關係能帶來種種身心的好處，擁有強大的社交網能降低早死的風險，效果甚至超過僅有良好的飲食或運動。事實上，一項結合 148 份研究的綜合分析推估，擁有健康的社交連結平均多活 7.5 歲。[26]

此外，最好趁早展開社交。社交會讓你的壽命大不同。新研究證實，在 40 歲與 50 歲擁有較強社交連結的女性，老後更不容易出現慢性健康狀況，包括骨質疏鬆症、癌症、心臟病、糖尿病與慢性阻塞性肺病（COPD）。[27] 朋友不僅能讓生活更有趣、更有價值，還能延年益壽，讓我們在過程中享受更多樂趣。

相信你自己

19 歲那一年，不曉得為什麼，我的握拍法變了。事情是這樣的，剛開始接觸網球的人會使用大陸式握拍法

（Continental grip，握拍方式基本上像在使用鐵錘，手掌與球拍的線平行）。我用的是半西方式握法（semi-western grip，如果你是右撇子，想像在握住鐵鎚前，手腕轉向右方，手掌稍微位於球拍柄下方）。大部分的專業選手一般會使用半西方式握法，因為「不多不少剛剛好」，比較容易打出上旋球，同時方便平擊，要做什麼都可以。然而不知怎麼的，我的握法開始脫離半西方式，愈轉愈多，變成所謂的西方式握法（Western grip，手掌完全位於拍柄下方）。有的極端球員會採用這種握法，但在專業選手之間十分罕見，因為只適合打高旋轉的上旋球，快速回應的難度大增。

我至今都不知道，當時握法怎麼會變成那樣，但這絕對不是你想打好網球的方式，而且我告訴你，在任何網球場地表面都不適合。我只知道如果留著這個習慣，比賽會很辛苦，一直失球。因此，我被迫在球季中途改回原本的握法，這讓我非常非常痛苦。我不管三七二十一，大約咬牙堅持了兩個月，才終於搞定這件事。在某些日子真心覺得辦不到，沒想到，最後我成功了。這件事證明了，只要下定決心，我可以的。

我曾經有幾次受傷，心想：「哇，這下到底該怎麼辦。」不過每一次都因為相信有志者事竟成，以及最重要的是相信自己，預期中的結果終將到來。雖然不是一下子就有

成果，但值得做的事一般大都無法速成。

當你學著相信流程，當你學著相信自己，知道自己的想法終將決定自己的行動，此時最有可能養成長期的習慣，學著堅持到底，抵達成功。

失敗為成功之母

有一次我養傷後重返球場，狀態不是很好。我極度沮喪，只要一球沒打到，負面念頭就會湧進腦中。一失敗，就想起以前的每一次失敗。突然間，球沒過網或沒打到球的其他時刻，紛紛閃現眼前。

問題出在我在低潮期，預期尚未發生的失敗。

我確定你跟我一樣常出現這樣的想法，但仔細一想，那些時刻真正發生的只不過是念頭罷了──而這些念頭，其實你可以掌控。

我領悟這件事後，決定與其預期失敗，想著會出錯，還不如預期成功。我重新訓練頭腦，每當有一球打得不好，不再想著：「不該那樣打，練習時碰過了。」改成告訴自己：「如果下一球成功了？如果我拿下一分？」

我將其稱之為球場上的「重新設定，重新就緒，重新出發」：

- 失敗後，我重新設定想法，放下錯誤（例如失球），思緒不要一直糾結那件事。

- 重新就緒，提醒自己要達成的目標（打到球）。

- 重新出發，再來一遍，將身體擺好姿勢，專注於手上的任務（準備好擊球）。

允許自己在當下這一刻使出渾身解數——這件事始於你的念頭。愈練習這個流程，就愈能成為第二天性，等於是重新訓練心智，把壓力、焦慮與失望降到最低，換成希望、自信與興奮。

相信想像的力量

如果你相信——就會成真，但如果你不相信想像會有用，那就問自己：你認識的所有悲觀的人之中，有多少人活出你心目中的最佳人生？我猜很少，甚至沒有。因為想像成功將帶來成功，想像失敗將帶來失敗。

悲觀者預期會發生不好的事,有太多時間沉浸在負面念頭中,導致很多的行為、模式與習慣也跟著負面。持續悲觀只會強化負面行為,揮之不去,時間一長更容易負面,結果就是更悲觀了。

悲觀者逃脫不了這樣的惡性循環,因為這個循環始於他們的大腦,而他們將負面想法植入其中。你的感受與念頭,不論你強化什麼,你終將那樣做、變成那樣的人。因此,目標如果是體驗更多正面行為、模式與習慣,難道不該確保你的想法與感受是正面的,不是負面的?

這裡說的想像,並沒有要你做任何太極端的事。只是閉上眼睛,想像你希望達成的事。就那樣而已。不過,如果要讓想像發揮最大作用,別忘了以下的小訣竅:

- **從頭到尾想像獲勝**:不論你希望達成什麼事,想好成功所需的每一個步驟、每一個行動,接著想像自己一個接著一個進行,沒出任何問題。

- **想多久沒關係**:光是閉上眼睛一、兩分鐘,也勝過什麼都沒做。

- **任何事都可以**:我不只想像在球場上有成功的表現。開會前、運動前,甚至是坐下來吃健康的餐點前,我

也會想像。你可以自由發揮,想像任何成功的情景都可以。

- **無需限制自己**:不要只是一天一次。試著在一天中的任何時候都盡量想像。

記住你現在喜歡的東西,曾經也是新的。我們有時會覺得,生活現在這樣就很好,或更糟的是因為緊張與害怕,不再認為有必要嘗試新事物。每當你感到滿足,停止探索新選項,覺得目前夠健康了,沒必要繼續成長,不需要進一步出擊,我要你立刻做一件事:

花幾分鐘,快速列出你曾經做過的每件事,以及目前在你的人生中,你感謝與喜歡的每一個人。在你的一生中,任何過去或現在讓你快樂的人事物,都可以列出來。

你不必寫下每一個時刻或所有人,但要在紙上寫下幾件事,好讓自己眼前有東西。不論是體驗、活動,或你如今無

法想像生活中沒有他的那個人。你在清單上寫下的大部分事物，一度完全不存在於你的世界，直到你選擇讓它進入。

如果要擁有最美好的人生，你必須願意持續積極尋找不同的新體驗，找出更多正面的人——不過前提是願意時常到外頭闖一闖。你最愛的水果、蔬菜、肉類、運動、活動，甚至是朋友——在你努力活出最佳人生時，讓這趟旅程更順暢的人事物——或許還在世上的某個角落等著你挖掘，所以走出去吧。記住你現在喜愛的人事物，曾經一度都是未知的。

CHAPTER 9

振奮

　　振奮可以來自任何地方,但大部分人犯的最大錯誤,就是坐等靈感,未能積極尋找。更糟的作法是一旦找到某個希望,就抓著不放,早已沒用了也不改。

　　我有一件很少人知道的事。每次我拿到重要的冠軍獎項,我就想進攻新的,完全不同於上次達成的事——而且是刻意這麼做。為什麼?因為心智比想像中聰明。

　　原理是這樣的:不論你有多受到啟發、多想改善生活型態,你的「繆思女神」有可能一下子跌落凡間,不知不覺間變得太熟悉。因此如果不來點變化——經常改變靈感的源頭——腦袋最後會坦白告訴你:「那件事我已經知道了,所

以你還有什麼新鮮事,讓我會想要動起來?」

我永遠需要尋找新靈感,協助我在人生中的每個領域更上一層樓。那是推動你前進的燃料,讓你睜開眼看見自身的能力,感到無限的可能。我見過的每一個生活型態計畫,全都缺乏這個要素。當你聰明地持續尋找能振奮你的事,那件事會讓你輕鬆就能堅持健康目標,心態從不得不做變成迫不及待。

當你受到鼓舞,真正感到振奮,沒有什麼阻擋得了你。因為你會排除萬難達成目標,不過令人訝異的是,有可能不需要什麼特別厲害的事,就能大受鼓舞。以我來講,可能只需要在關鍵時刻,看到某句話或某句格言,我就有更多的力量,或是更能專注。有時則是聽到別人的勵志故事,或是在感到重複與無聊時,嘗試不同的做事方法。關鍵是給你的身心新提示,會成為振奮的出發點。

如何振奮?

我得承認,有的人很難獲得振奮,但有時是因為思慮過頭,經常太過鑽牛角尖。本節會教大家以各式各樣的方法,

在日常生活中添加靈感。由於這種事每個人不一樣，我百分之百確定，你可以自行想出其他最適合你的辦法。不論採用誰的方法，總之記住以下策略。

不需要獨屬於你。有時我們會尋求很個人的東西，例如專注於小時候父母說過的話，或是配戴某種幸運符，因為那些話、那個幸運符，對你來講有特殊的意義。別誤會，如果你能找到極為個人的東西，力量會很強大。然而，如果那樣東西過分隱密，花太多時間尋找，反而會因此錯過激勵自己的機會。

本節提供很多振奮自己的方法。那些方法不屬於你，而是屬於我。但只要有幾個能鼓舞到你，那就沒關係。真正重要的是你能感受到振奮，所以與其浪費太多心力找出完美的鼓舞方式，還不如勇敢開口問周遭的人，看看其他人是為了什麼而努力。

不必很大。就連最小的事，也可能對你的動機產生巨大影響。例如有時只需要記下或寫下簡單的兩個字，例如「出擊」，就能一整天都獲得振奮。總之不一定要很複雜，相信自己的感覺就好。

振奮的效果永遠有期限。就跟我剛才提到的一樣，讓我努力拿冠軍的原因，每年不一樣。我是否有時會考慮保留前

一季的動力，因為效果很好？有一、兩次是這樣，但我知道如果不找到新的激勵，受到振奮與鼓舞的程度會下降。所以說，就算某樣東西今天可行，當你感到不再像一開始那樣振奮時，那就勇敢改變。

振奮你的飲食

如何找到動力，吃得更健康？動力的源頭有很多，但什麼能打動你？只有你能回答這個問題。不過，這裡還是略舉幾例，或許對你有用。

以我來講，當我吃得不健康，我通常只會提醒自己：同樣的時間與力氣，可以用在吃得健康。不管是要吃什麼口味的冰淇淋，或是要吃哪種垃圾食物好，選擇這種事耗費的精神，可以改用來準備對健康比較好的食物。

我提醒自己，我吃這些東西的時刻，就只是短暫的時間而已。那一刻過去後，吃下肚的後果卻會長長久久。真正的問題變成：

等後果終於顯現，我還會開心嗎？

如何設計會讓自己產生動力的飲食?

我會在心中盤算,花很多時間想:「OK,我現在要吃這個,但 20 分鐘後,我還會記得這一餐嗎?我必須待在健身房,燃燒這些卡路里。我記住這一刻的時間,有跟待在健身房的時間一樣長嗎?」老實講,不是每次這樣一盤算,我就會做出最理想的選擇,但的確提醒了自己可以不吃。

要如何找到吃得更健康的動力,由你決定。不過你可以多方嘗試,找到當下有用的那一個。

跟著季節走。蔬果千千萬萬種,一種有趣的方法是讓季節替你決定。你可以問地方上的農夫或超市的生鮮經理,哪些東西「正得時」,接著挑只會在市面上出現一小段時間的食物,不挑你平常的選擇。

舉例來說,我喜歡夏天的水果,翹首盼望桃子上市。一有桃子就猛吃,直到產季結束。其他種類的新鮮農產品也一樣。這不代表我不能吃別的,但不必傷太多腦筋,就能在一年之中輪換蔬果。我攝取到的維他命與礦物質,因此更加多元、更加平衡。

照下完美的一餐。拍餐點的照片,不是為了放在社群媒體上讓別人驚豔。你要做的是在早中晚三餐(與點心)開動

前,照一張照片,最後在一天的尾聲瀏覽那些照片。你或許會滿意自己做得好,但如果餐盤上的食物不太妙,那就找出最大的問題,督促下次要照出更理想的照片。

這有點像是跟自己較勁,試著打破自己的分數。舉例來說,下次你吃早餐,先回顧上次的照片,看看能不能製作(或挑選)超越那一頓的早餐,吃對身體更好的食物。你還可以進一步和朋友一起挑戰,看看一天之中,誰吃了最健康的餐點。

探索每一種版本。即便吃得健康,我們有可能老是吃同幾種食物。我鼓勵自己吃蔬菜的方法,包括在一星期內以五花八門的方法吃,只要是健康的都可以。舉個例子來說,如果喜歡青花菜,那就星期一用蒸的、星期二用烘烤、星期三用橄欖油炒、星期四炙燒、星期五用烤箱、星期六生吃,星期日選最喜歡的吃法。

為什麼要一整個星期都吃同樣的蔬菜?不是說吃各式各樣的蔬菜很重要嗎?的確,這裡只是舉例,要你偶爾變點花樣,讓不同的烹飪方式帶出蔬菜的特殊風味。這樣一來,下次吃膩了,不想再那樣煮,或是根本不想嘗試討厭的食物,這個方法能提醒自己,還有其他的烹調選項。

掌握精準分量。知識就是力量,我們通常真心地想吃得

更健康,只不過不擅長計算吃下多少食物。訣竅是讓自己不需要大費周章,就知道平均一份有多大。我是說,如果你願意每一餐都拿出茶匙和量杯,那就去吧。然而,如果你不希望大家都在看你,但依舊能控制食物的量,你只需要知道如何目測食物,記住一般量是多少:

- 一份起司(一盎司)等於兩對骰子的大小。
- 一份雞肉、魚或肉(三盎司熟肉),等於一副撲克牌的大小,或是掌心大(女性手掌大小)。
- 一份堅果、洋芋片或椒鹽卷餅(一盎司),大約是一把。
- 一份蔬菜或水果──以及一杯份的飯或全穀義大利麵──大約是一顆網球的大小。
- 一份油、脂肪或奶油(一茶匙)──以及一份沙拉醬──大約是拇指指尖那麼大。
- 一份沙拉大約是張開的手掌呈碗狀般大小。
- 一份花生醬(二湯匙)是乒乓球大小。

以上只是幾個基本的例子。如果真的想振奮飲食,那就找出如何估算自己一般會吃的其他食物(包括健康與不健康的),看看一份是多少,長什麼樣子。能全部倒進手中嗎?跟手指一樣大嗎?一旦腦中有這些大致的計算方式,下次你

就會更有興趣吃正確的量。

用回憶代替餐點。如果你選擇吃某些不健康的食物，理由是會想起童年或人生中比較快樂的時光，那就試著放下正打算吃的食物，改成想著那段回憶。事實上，你應該反過來拿極度健康的食物，一邊吃、一邊想著那個回憶。

如果有照片、信件、紀念品，或是任何與那段回憶有關的東西，那就拿出來——或是聯絡與你共享那段回憶的人。你愈這麼做，愈可能把真正讓你快樂的事，與讓你不健康的食物切割。

把喝水習慣遊戲化

我已經分享許多妙招，包括讓水增加味道可以幫助你慢慢愛上喝水這件事。不過，還有其他「設定好就不必煩惱」的方法，也能協助你輕輕鬆鬆不必多想，做到一天喝 64 盎司的水。

- **放根吸管**：為了某種奇怪的原因，大部分人如果用了吸管，通常會喝比較大口，也更常拿起杯子。

- **當個杯子半滿的人**：等到杯子空了才加水，有時會導致喝水的頻率下降。怎麼會這樣？因為有些人看到半

空的杯子,心裡會想:「做得好!」然後就把杯子忘在那。不如改成一看到杯子或水瓶只剩一半,就立刻加滿。你八成會在走去洗水槽或冰箱的途中多喝一點。不過更重要的是,如果容器永遠是滿的,你更可能記得要喝水。

- **每個房間都放一杯水**:好吧,也許不是每個房間,但誰真的會整天只待在家裡同一個房間?你可以改成在家中的每個角落都放一杯水(廚房、客廳、你的臥室、地下室等)。你移動於各個房間時,順便喝幾口水,再起身去做原本要做的事。

- **按表操課**:所有人都會在一天當中查看幾點了,所以和自己約定,每次看時鐘就喝一口水。如果不喜歡這樣,那就改成任何你會忍不住但一天少說做 50 次以上的事(例如查看天氣、收信、瀏覽社群媒體等)。唯有喝至少一到三口水後,才准自己做那件事。

振奮你的活動

不一定需要煞費苦心,才能提起勁從事活動。有時很簡單,例如只需要換個地點就可以了,或是回想已經做得很好

的事。甚至只要你知道該往哪看，就能看見身邊的人已經展示新道路。

改變一下風景

你有過那種經驗嗎？同一條路，你開車經過無數遍，以為一路上能看的每樣東西，全都看過了？接著有一天，換成不是你開車，你坐在副駕駛座。雖然，還是那條走過成千上萬次的路，但突然感覺有點不太一樣？

就算目前還沒有必要為了讓肌肉走出舒適圈，把健身或活動變點花樣，照樣要替你正在做的事實驗其他方法，增添小小的趣味性、振奮一下，更好玩一點。很多事已經在我們的掌握之中——不需要花額外的力氣就能啟動——但也要留意可以做些什麼，好讓事情有簡單的、小小的不同，例如：

- **一天中的時間**：如果你一般在早上運動，那就嘗試換成下午或晚上，或是反過來。光是陽光與精力值的不同，或是身旁運動的人群不同，相同的健身會有不同的感覺。

- **稍微換位置**：有的人喜歡使用相同的有氧健身器材，上運動課程喜歡站在同一排，或是做某項運動時站在

特定位置。如果可能的話,刻意換個位置,不待在你通常喜歡待的地方。

- **嘗試到別的地方**:就算已經有某間健身房的會員卡,還是可以換個地方運動看看。

- **換房間或是重新布置**:如果你在家運動,不要待在平常的位置,換個地方流汗。如果沒辦法,只有那塊地方能運動,那就轉 180 度,甚至只是轉個幾度改變視野就好。光是些微的不同,就能讓大腦不再無聊。

- **移到戶外**:我一有機會就這麼做,除了心情較好,感覺會更有活力。研究也顯示,待在綠色空間(樹木或草地)不僅能減壓,還能降低,可能發展出多種嚴重問題的健康風險,包括高血壓、第二型糖尿病與心血管疾病等。[1]

- **考慮顏色**:如果有可能,避免在照明不良的房間運動,或是漆成棕色、黑色、灰色或金色的空間,因為昏暗的光線與某些顏色會讓人較為慵懶。記得選光線明亮的地點,或是漆成偏明亮顏色的房間,例如黃色、紅色、橘色或淺藍色。這些顏色讓人清醒,感到更有活力。

在最不方便的時候動起來

生活不一定能讓人輕鬆規律運動，對吧？即便告訴自己要運動，多動一動，例如一星期運動三、四次，每次至少30分鐘，生活才不會管我們告訴自己什麼，照樣讓我們很難遵守要運動的承諾。

不過，一個人是否終身過著健康的生活，通常要看能否克服重重關卡。當事情超多，不容易運動，有的人還是會排除萬難，想盡辦法排開事情，擠出時間運動。

我在過去數十年的練習歲月，生活曾經幾度來攪局，測試我對運動和自己的承諾。事實上，生活八成占了上風。唯一的差別是在那些時刻，在我最不想做的事就是訓練或運動時，我還是會去做，因為我知道堅持才會有進步。在那樣的時刻，當生活鐵了心和我的計畫作對，我需要找到能振奮自己的東西。

現在換你了。當生活讓事情不方便，你有辦法找到振奮自己的東西嗎？你可以試著在一星期最糟的時候，試著安排健身。我是認真的。看看接下來哪一天絕對會是最糟的一天，接著在一堆事情中，插入健身的時間。

我不會騙你。那天很美好嗎？大概不是。你會在試圖處

理每件事的時候,感到焦頭爛額嗎?那當然。然而,在那一天的尾聲,你向自己證明了只要你想,沒人能「阻止」你找出動一動的時間。這樣一來,下次生活又讓你難以運動時,就能用那次的經驗振奮自己,做到以前總說不可能的事。

持續累積長處清單

你擅長哪種運動或活動?別擔心,不是國手級的也沒關係,這個問題不是要你和任何人比運動能力。只是要你想一想,你哪件事做得不算太差。

聽著,在健身或活動這方面,你是否自認手腳不協調、身材走樣(目前),或完全是新手,這些一點都不重要。就連最「不會運動」的人,也至少試過一件事,接著發現能做到——某項活動、某項運動、某種拉筋、某個瑜伽姿勢,什麼都有可能。你能做到,其他人則手忙腳亂。

所以你的這件事是什麼?如果不知道,那就問其他人認為你的強項是什麼。只需要有一個擅長的例子就夠了,因為至少有一個你辦得到的證據後,就能持續找出更多證據。

那就是為什麼從現在起,你的目標是在長處清單上多加一項——不論是嘗試多擅長一項活動、一種運動、一種拉

筋、一個瑜伽姿勢。新長處有可能來自四面八方。不論需要花多長時間，只要持續朝那個方向移動，投入必要的努力，不斷「加一」就可以了。

靜靜觀察

你可能不知道在運動或多動一動這方面，下一個振奮你的事會是什麼，或是何時會出現。即便如此，你可以主動出擊，增加找到的機會。

運動員永遠在做這件事。他們會觀看其他運動員的比賽、對決、競技表現，了解別人是怎麼打的，狀態如何。我們會觀察很小的細節，找出或許是為了什麼原因，別人能拿出最佳表現。我永遠在做這件事，我不僅會回放自己的比賽，了解為什麼那場的對手在某些時刻贏過我，也會去看其他選手的比賽。任何聰明的運動員都會承認，他們不會只關注自己、無視其他人在做什麼——他們隨時留意或許有哪些事，未來能助自己一臂之力。

就算你不是競技運動員，也可以這麼做。當你放自己一天假，不必從事某個活動或運動，實際上挑休息日是為了不要在健身當下，還分神去做別的事，不妨還是去一趟健身房，找個地方觀察一陣子：

- 你可以鎖定某台健身器材,看看別人的使用方法有哪裡不同。

- 你可以鎖定某個人,因為那個人的目標似乎和你一樣。觀察他們做完整套健身(觀察節奏、他們挑的運動、做多少下和多少組、他們的表現等)。

- 你可以鎖定自由重量區,看看別人是否在做你沒看過的有趣運動。

大部分時候,你可能會觀察到不如你的人,但也會觀察到懂的比你多的人。這時候不要怕,上前請教為什麼他們會選那個你感興趣的事(要等對方完成健身,而且只在合適的情況下打擾)。誰知道呢?或許你會發現更好或更新的方法,協助你完成健身計畫——或是你從來沒想過可以試著那麼做,直到那天開口問。

振奮你身旁的人事物

為什麼說「一榮俱榮」?如果你散發正能量,鼓舞身邊的人,保持樂觀——你激勵大家追求目標,提醒他們做得到

的,那麼你不僅能改善他人的生活,整體而言你身邊的人也能鼓勵你向上。

本書的某些章節例如〈感謝〉、〈豐富〉與〈撫慰〉那幾章。傳授如何以各種方式支持別人,不過振奮的形式有很多種,有的沒那麼直接。也就是說,有時就算是身邊沒講過話的人,甚至你不認識的人,都可能只因為你的表現,或因為你是某種人,也可能帶來振奮。

想一想:所有振奮過你的人,有多少人知道他們曾經對你造成影響?前文要你感謝讓你走到今天的人,因為如果你能待在人生的正軌,至少是世上某個人促成的。一切只因為他們說過或做過某件事,你感到有為者亦若是,即便他們毫不知情。

現在換你當那個有可能帶來影響的人。我這裡的建議有的比較直接,不過主要是態度問題。當你保持正面,你永遠不會知道將鼓舞到誰。然而,你若是負面,你永遠不知道自己製造出多少敵人,或是讓人遠離你。你對世界造成的影響很重要,因為我們全都會產生影響——但給出什麼,也會得到什麼。

就算心情不好,也要抬頭挺胸

當我們經歷糟糕的一週,沒有足夠的自由時間,不處於最佳狀態,這種時候很難樂觀。然而,就算心情不佳,也要保持正面,因為事情不會永遠是那樣。當那些時刻過去,就是過去了,然後我們就淡忘了,對吧?然而,如果你沉溺於負面情緒,對別人造成不好的影響,那種事不會被忘掉。

另一個要保持雀躍,不讓心情不好毀了當下的原因,在於有助於下次堅持。我們在不順時的所做所為,經常會影響下一次沮喪時的行為。這就像是「肌肉記憶」。事情不順的時候,你愈訓練自己保持正面,當再度出現不好的事時,愈能自動以正面的態度看待。

如果你現在就處於那樣的煎熬時刻,提醒自己,你碰過比這更困難的時刻,不也熬過去了。想一想上回你擔心、但現在已經過去的事。你只要記住再過一個月,你甚至大概都不會記得現在這一刻了,所以度過這一刻時要保持正面。這不僅僅是為了鼓舞他人,也是為了協助自己更快度過這一關。你要讓自己記住這一刻總會過去。當然,有時你無法改變情境,但你能改變心態,而心態又通常會改變情境。

若你成功便獎勵別人

在第六章〈豐富〉,我建議不論是做到健康飲食、一星期運動多少天,或是成功堅守任何健康策略,都可以獎勵自己。不過,如果把送自己東西,改成獎勵你關心的人?我的意思是承諾某個人,如果你能堅持一段時間走在健康的道路上,他們將獲得某種獎勵。

我喜歡以這種方式振奮,因為會在許多層面發揮作用:

- 讓你對某個人有責任。即便你想著今天就不運動了,或是想吃不健康的食物,但是你知道稍後朋友會問起這件事,就不好設定了目標卻食言。

- 對方變成你的個人啦啦隊,跟在你身後,每當你承諾會遵守某個健康習慣,他們會為你加油打氣。

- 最後,看著你遵守健康目標,有可能讓他們好奇,詢問相關的問題,也想一起執行。

當個可靠的人

沒有人想當別人眼中不可靠的人。當然,大部分人多半自認可靠,別人有需要時會在。然而,上次你說好了要聚一

聚或幫忙，結果沒出現，是什麼時候？上次有人拜託你事情，結果你說：「應該沒問題，但我確認一下再跟你說。」又是什麼時候？

所以，為什麼當個可靠的人能振奮身邊的人？很簡單，因為每當你向某個人證明你很可靠，你會遵守對他們的承諾，你是在建立信任感。信任感不僅能強化雙方的關係，對方未來也會想要投桃報李。

你為他人付出的精神，會感染目睹你行為的人。當你持之以恆地展現可靠，是在替自己建立誠信的口碑──遺憾的是，世上這樣的人並不多。你是在樹立榜樣，示範光是當個值得信任的人，就可以輕鬆做到一切。或許不是每個人都會效法你，但只要有一個人被你展現的原則鼓舞，那麼你只是因為當了可靠的朋友，就讓這個世界又更美好一點。

振奮你自己

每當出現我和妹妹都想嘗試看看的機會，但又不願傷感情時，我們會互相開玩笑。有可能是很簡單的事，例如看到同一雙鞋。如果其中一人不想要，另一個人會尊重對方，詢

問:「你介意我下手嗎?」

我在設計這個領域,永遠在尋找下一個在某方面可以振奮我的新靈感,有可能是新的人事物、新想法、新講法。我永遠讓自己處於能帶來靈感的情境。每當看到無法啟發我的室內設計,我甚至會感到十分失望,我明白這很奇怪,但這是真的。

一切始於心態。我喜歡被迫成長,而被迫成長的最佳方法,就是身旁的人很優秀。不管是該做什麼、要怎麼做、為什麼要做,他們是最好的示範。所以每當我身邊沒有這樣的人,我會覺得沮喪。我清楚有這樣的人在的時候,會讓我變得更好。如果我有點子,我想見到比我更好的點子,因為那代表我也能更好。

這個世界近期變化的腳步實在太快,不一定容易找到靈感,但靈感就在那,有時就在眼前,等著你看到。因此,當你見到能帶來啟發的東西,要「先下手為強」。

我可以給你一張靈感清單,但對我有用的,不一定對你有用。我可以鼓勵你多旅遊、多閱讀、多參觀各種博物館等藝文場所,甚至要你到戶外凝視大自然。不過,即便不一定有辦法做那些事,還是能用其他方法帶來靈感,不需要護照,甚至不需要走出家門。不論在哪裡找靈感,唯一重要的

事只有「下手」，去做就對了。

捨棄無法感動你的事物

我需要能引發創意的東西，所以總是在把東西釘在牆上，製作情緒板（mood board）。觀看時裝秀，前往能看見引發靈感的事物、讓我想當藝術家與表達自我的場所。我做這些事的時候，腦中比較容易浮現想法，設計也更能進入心流狀態。沒那種機會時，我會沮喪。因此，我會特別留意能帶來動力與創意的事物。

在生活周遭，是否有早已過期、再也無法振奮你的物品。或許是牆上的大學畢業證書，或許是你不曾想起、只有拂去灰塵才會看到的獎盃。曾經有一度，那樣東西具有意義，振奮著你，但如今不再觸動心弦。所以問問自己：為什麼東西還擺在那？但不要只是拿開，要積極尋找真正能振奮你的新事物。

經常找到新的座右銘

文字能鼓舞人，或許過去聽到的一句話，對你產生很大的影響，因此你經常用那句話提醒自己。每當陷入低谷或懷

疑自己時，你覆述那句話，協助自己重新站起來、再試一遍。也可能你每天早上說一遍座右銘，用正確的心態展開一天；或是在晚上說一遍，使你的世界慢下來，讓自己放鬆。

我在職涯的不同賽季，以及人生中的不同時刻，我會找出引導自己、帶來動力的名言佳句，或激勵我的話。不過，我不曾在旅途中死守某句話。隨著我們不斷改變與成長，感動我們的話語也會跟著改變。

請替自己找出那樣的話。不必具有詩意，也不必精采絕倫。你可以簡單挑一個目前希望能做到的詞彙，例如快樂、活力、健康等，接著用同義詞辭典，查詢意思一樣的字詞，接著在前面套上「我將⋯⋯」、「我是⋯⋯」或「我絕對能⋯⋯」，例如：

- 我將無憂無慮。
- 我活力充沛。
- 我絕對能身強力壯。

無論是自訂口訣，或是在別的地方看到，總之大聲說出來，愈常說出口愈好，尤其是在你最需要聽到那句話的時刻。不過也要知道，口訣具有時效性。要在失效前，就找到能催促你進步的新口訣。

穿戴適合你的裝扮

我喜歡穿讓自己容光煥發的衣服。如果你沒在每一個可能的情境下經常這麼做，你需要想辦法改變。就連比賽時，我如果不喜歡某身衣服，穿起來感覺不對勁，我也會換掉，就算在比賽的時候。

我還記得最初為了成立設計事業，我會全副武裝，穿套裝參加開發會議，因為商務場合要正式，對吧？但我總是無法感到自信或有創意，最後終於頓悟：「這不是我！為什麼我要穿這種衣服？」在那之後，我開始以更像自己的方式出現在眾人面前──我不僅自由了，還終於再次感受到自信與創意。

聽著，我懂，我懂給人好印象的重要性。然而，如果你穿著不舒服的衣服，你會把太多注意力放在那個不舒服的感覺，無法專注手上的事務。你找的衣服應該要讓你自在、感受到力量，覺得不論要處理什麼事，你都有辦法把更多的力氣與自信帶進任何情境。

每個人都有自己的風格，所以我無法告訴你穿什麼會振奮你、什麼顏色會讓你感受到力量。不過，如果你的目標包括減重，讓身材好一點，那麼至少要穿方便活動的衣服。如果想獲得最大的運動好處，你要在最廣的範圍活動肌肉。如

果身上的衣服讓你無法彎腰、伸展、觸碰，那就找更有彈性的衣物。

記住真正重要的事

老實講，想讓身材變好，常是為了一時目的，例如參加活動、到海灘度假，或是任何想展現給別人看的時刻。又或者是看完醫生後，檢查結果不太妙，才做出更健康的選擇。然而，更健康的生活型態不該是一時的，不要只為了讓某些人羨慕，或是讓別人不再嘮叨。

說到底，我要你出擊改善健康，不僅是因為你值得擁有健康的身體，也是因為健康生活真正會帶來的東西，你甚至可能沒想到那些目的。與其替你的健康行動設一個日期或數字，不如思考人生如何能全面變好，例如任何附帶的健康方面的成功像體重下降、膽固醇下降等，只不過是一大杯聖代上裝點的小櫻桃。因此要注意以下幾點：

- 不要把你減下的每一磅體重視為手段，只為了塞進離譜的洋裝或褲子。記住，你瘦下的每一磅會帶來機會，讓你得以運用體能去做、去嘗試更多事。

- 不要只把有改善的數字，例如血壓、血糖、膽固醇，

看成變健康的指標。提醒自己，控制住這些數字不僅能讓你活得更久、更健康，還能善加利用每一天。

- 健康不是外表好不好看的問題，而是身體愈健康，將有更多道門向你開啟。你得以和你愛的人一起體驗更多事、造訪更多地方，以及有更多高品質時間做熱愛的事——或是尚未有機會做、但很快就能做的事。

CHAPTER 10

出擊

就我記憶所及,自己永遠朝著目標邁進——我的精神與使命不曾改變。我感到不論目前身處哪個人生階段、走了多遠。而且,這條路永遠沒有終點,永遠有更多成長的空間。

許多人在生活中感到無足輕重、有無力感,就好像這個世界不在乎他們能帶來的東西。然而,那只是因為沒有嘗試。我們永遠得努力讓自己被看到。當你感到自己無關緊要,我認為那是你為自己做出的選擇,無論是有意還是無意,那仍然是一種選擇。為了保持與時俱進,你得持續朝某件事出擊,否則永遠不會知道自己真正的能力。

我在網球生涯的中途,做了一件讓身旁不少人訝異的

事,甚至是驚嚇。我決定重拾書本,完成時尚設計與工商管理學位。大部分人認為我瘋了,一遍又一遍問同樣的問題:「等你不打職業網球了,再回去讀書,不是比較好嗎?同時追求兩種熱情,風險不是很高嗎?」

然而,我當時和現在都清楚知道,持續學習也是在持續成長,而那樣的成長,不一定會妨礙你替自己設下的其他目標,反而有可能另闢蹊徑,相輔相成。不論你打算探索多少不同的方向,如果做對了,將能強化每一面的你,以及你做的事。

我們加進生活的事,永遠能協助自己獲得更多

我定期一有機會就接觸新事物,生活因此更加的圓滿、健康與快樂。出乎意料的是,甚至讓我更能專注於健康。你會以為多了新事物容易分心,但我堅信——當你刻意持續讓人生增加新鮮的技能、體驗與知識,也會連帶豐富你目前正在專注的其他每件事。

你的目標和我不同嗎?那當然,應該的,因為我不是在談需要全力以赴,直到成為某件事最出色的人。事實上,我會說「更好就好而不是最好。因為『最好』只是一時的。」不管是什麼事,只要能帶給你喜悅、讓你明天更快樂,那就

去追求那件事。每天早上，你會迫不及待醒來，因為你知道有一件事正在等你，好消息是，沒人會阻止你，讓那件事成真。

我強調要永遠處於「出擊狀態」的原因，包括了許多專家都同意，當你專注於未來目標，那將帶來使命感，讓人生充滿意義，讓你感到更滿足，更不容易後悔與壓力大，最後更幸福。

為興奮出擊

本節將介紹幾種方法，協助你重新思考開啟新道路的可能性，迎向更健康的機會與體驗。不過，你要隨時想起以下策略，才有辦法做對。

永遠別懷疑能做到多少。本節提到的挑戰，有些聽起來似乎是不可能的任務，但你要多給自己一點信心。光是你在讀這本書，就代表你準備好改變生活。至於是多大的改變，或是做出多少改變，這個嘛，由你決定。你一定得仔細想想有辦法「吃下」多少，但我鼓勵你吃一大口！

本書的計畫讓你隨心所欲，做一點也行，做很多也行，

但意思不是鼓勵你思考：「嗯⋯⋯我可以如何蜻蜓點水就好？」而是要問自己：「我能做到多少？而且雖然做得多，照樣做得好？」甚至繼續想：「嗯⋯⋯可以順便那個也做一點嗎？」

不過，貪多嚼不爛。我們全都知道自己的極限在哪裡，對吧？就算不知道，很快就會發現。如果你在出擊的任何時刻感到被壓垮、焦慮、壓力大，那麼眼前就是極限。

我想嘗試的事很多，但也知道不可能一次搞定。你絕對可以替自己設定大量的目標，但不可能全部做到。在原本就在做的事情之外，我們的餘裕就只有這麼多。因此我向來認為，一次或一段時間，最多只能設立 3 ～ 5 個目標。專注是成功企業的標準作法與文化，也適合應用在日常生活。

即便如此，出擊法的好處是沒有規定一定要怎麼樣。接下來第 11 章會提到，由你決定投入多少心力。如果你感到這個健康計畫要做八件事太多，那麼你大概尚未準備好，有點太心急了，但沒關係，你會抵達的，只不過在抵達之前，先稍微放鬆一點。

享受掙扎。你上次聽到有人自豪，或自己感到自豪，只因為完成很簡單或不重要的事，是什麼時候？你上次炫耀做了不需要花太多時間或力氣的事，是什麼時候？我猜你不曾

得意這種事,因為隨隨便便就成功的事,沒人會談論或記得。我們往往只會記得重大的勝利,那種需要全力以赴的努力,或是各種犧牲的。

我不知道你打算如何出擊、計畫在生活中運用本書哪些章節,不過我知道有的比較困難,因為你將遇上考驗。感到力不從心的時候,後退一步,意識到你試的這件事不容易,但自問是否還是可能做到。如果可能,那就值得堅持。你目前會覺得痛苦,但必須學著熱愛這場戰鬥,因為這場戰鬥將帶來更多好處——一旦勝利,你會倍感自豪。

飲食上的出擊

有時只需要來點挑戰,就能刺激自己選擇營養的食物。這種挑戰不能極端到維持不下去,但也不能簡單到不值得花費力氣。

這裡講的不是盲從當下流行的節食法,因為在我的世界,「節食」這兩個字是髒話,我從來不說也不做。我要你向某個營養目標出擊,如果做到了,即便只是短期的,你不僅會感覺不一樣,也向自己證明了你能做到。

找到你的飲食出擊節奏

我舉一個例子：2022 年時，以我父親為主角的電影《王者理查》（*King Richard*）獲得提名。我想為參加奧斯卡獎做好準備，心想：「好，除了已經在做的事，我還能嘗試什麼？」我當時的飲食已經相當健康，但誠實觀察自身習慣後，我知道還能戒掉某些點心。

我只是凡人，吃零食依然是我的弱點，所以我決定挑戰自己，那年的一月都不能吃零食。

媽啊，親友一直取笑我這件事，怪腔怪調講著：「一———一月⋯⋯都不吃零食！」但我沒理他們。老實講，一開始真真真真真的很難，尤其是晚上。晚上我比較有空，永遠都在翻找食物櫃裡的零食。我允許自己還是可以吃點心，但只能吃水果或堅果。甚至就連這兩樣東西，也只能吃有限的量。不過，一月過去後，發生值得留意的事——我完全戒掉零食了！

我甚至根本沒想起零食的事。一直到二月中旬，才突然發現我不再滿腦子都是零食。這怎麼可能，我一生都在吃零食，但不知怎麼的，我把一項有趣的挑戰變成無意識的習慣——我沒有計畫這麼做，甚至不曾預料這輩子竟然會發生這種事。

你也一樣。你要努力朝與營養有關的事邁進,看看會發生什麼事。不必很麻煩、很困難,或是讓生活起翻天覆地的變化。只需要某個讓你有動力的事,有剛剛好的挑戰性,你覺得有點不太可能做到——直到證實還真的可以。你永遠不會真正知道自己的能力在哪裡,直到實際去試。

以下建議的挑戰,有的可以試個一天就好,有的則可能需要持續出擊一星期、多個星期,甚至是一個月,或是看你能撐多久,尤其是如果你有心想看到,甚至是感受到長期的正面效果。

嘗試從沒吃過的健康食物。先做功課,確認沒被誤導哪些食物有益健康。知道哪些食物好之後,買來吃吃看。如果不喜歡,也不必全吃完。但如果喜歡,日後又多了一個健康的選項。多酷啊?

老實講,我喜歡這種出擊法的原因,是在生活中的每一天,天天都能做,永遠不會缺乏選項,而且還證明了一件事。如果你曾經抱怨吃得不健康,原因是很多對身體好的食物,你實在不愛吃,那麼這項挑戰可以證明,你只不過是尚未探索外頭等著的每一樣東西。

盡量做到參考膳食攝取量。本書各章節推薦了一些參考膳食攝取量(recommended daily allowances, RDA),與某些

營養素的每日營養量（daily value）。不過事情是這樣的，關於每天該吃多少量（或上限），我們或多或少知道一些，因為身旁全是這種資訊。然而，你上次真正遵守是什麼時候？我的意思是真的花力氣，從早到晚專注於做到那些數字，雷打不動，是什麼時候？沒錯，我也不曾這麼做。

老實講，不必瞄準特定的參考膳食攝取量數字或每日營養量，只需做到營養師通常會提出的標準建議即可，例如：

- 每攝取 1000 大卡的熱量，要含 14 克的膳食纖維。也就是女性大約需要 25 克，男性大約需要 38 克。

- 女性每天吃進的糖要限制在六茶匙以下（25 克），男性則是九茶匙以下（36 克）。

- 一天至少要喝 64 盎司的水。

- 鈉的每日攝取量要少於 2300 毫克。

- 每日的飽和脂肪攝取要在 20 克以內。

講真的，若要深入研究的話，幾乎是每一種維他命、礦物質或其他重要營養素，全都有建議的攝取量（或上限），因此這裡沒全部列出來。不過，上面列的幾項是大項，好好

關注的話,對健康很有益處。試試看遵守一項就好,看能維持多久,或是一天能做到多少項。不論用什麼方法測試,你的身體都是贏家。

至少一星期不吃油炸食物。我知道炸的東西很好吃,但充滿飽和脂肪,會塞住你的動脈,提高罹患高血壓[1]、心臟衰竭、第二型糖尿病[2]、癌症,甚至是阿茲海默症的罹病風險。由於多數人不會天天吃油炸食物(萬一你老是吃炸的,你真的得做這個挑戰),那就試著遠離至少一星期,才會看出成效。

認真記錄。雖然前文已經要你寫下飲食觀察,這裡更上一層樓。請想辦法完整追蹤一天裡吃下的每一口食物、喝下的每一滴飲料。有時這有助於真正了解你的飲食習慣與食物選擇。

如果你想這麼做,以下是幾個建議的觀察事項(不過究竟要記到多細,完全由你決定):

- 你在什麼地方吃東西——與吃的時間。

- 以 1 ~ 10 分,寫下你有多餓(之前與之後)。

- 以 1 ~ 10 分,寫下你多有精神(之前與之後)。

- 你的情緒如何（之前與之後）。

- 每個正餐或點心確切的卡路里、蛋白質、脂肪與碳水化合物數字。

找菜單上最健康的食物。我喜歡在外面吃飯，誰不喜歡？不過，翻閱菜單時，與其用你的胃思考，不如找出為了健康好，菜單上最理想的那道食物──接著優先點那一樣。

我喜歡這項挑戰的原因有幾點：一、促使你意識到可以吃什麼，而不是永遠都點愛吃的東西。二、你可能意識到，某些店沒把你的最佳利益放心上，尤其是如果很難找到健康的餐點。最後，你可能意識到你最喜歡去某個地方，其實從來都不是因為那裡的食物，而是和人有關或是那裡的氣氛。

想更上一層樓？那就走到你放外帶菜單的抽屜（我知道你有），花個幾分鐘，找出最健康的三個選項。那樣一來，下次想點外賣，就更可能點對身體好的餐點，不會直接聽從餓得咕咕叫的胃。

挑成分表在四項以下的食物。這個挑戰需要做點計畫，而且絕對需要你讀點東西，但請試著避免吃下與喝下任何成分超過四樣的東西。

這個出擊法跟「豐富——你的飲食」那一節提供的建議一樣，要求你選成分少一點的食物，但是更進一步，因為只能挑內容物在四項以下的食物時，選項會大幅減少。

這個出擊法先從四項出發（相信我，四項的挑戰就很大了）。接下來，如果變簡單了，再縮減成三項，再來是兩項，最後是一項。到了最後，你等於是在吃原始狀態的食物，因為別無選擇。

好消息是雖然我不知道你會挑哪些食物，相較於你當天原本會吃的東西，你選中更健康的食物機率將大增。不論吃什麼或喝什麼，下肚的會比一般的版本更純粹。換句話說，更可能富含營養素，沒有任何人工成分。

練習喝水

一天裡很容易「喝」進卡路里，而不是從食物中攝取。一個不小心，一杯杯的熱量會加總起來。不過，雖然多數人最關心的是攝入額外的卡路里，我認為更嚴重的問題，其實是你因此剝奪身體營養素（當然水除外）。

除非喝蛋白飲、蔬菜奶昔或某種富含營養的飲料，要不然我們喝的果汁、咖啡、汽水、能量飲料等，一般缺乏纖維

質、蛋白質與健康脂肪。因此，我喜歡偶爾一整天只喝水的挑戰。

首先，如果你一般每天都會喝下一定的卡路里，你難道不會想把那些卡路里的額度讓給食物？第二，由於大部分飲料會以某種方式增加甜味，只喝水八成能連帶減少攝取的糖分。最後一點是如果你有在計算卡路里，相較於分解飲料，身體分解食物時將燃燒更多卡路里。用吃的而不是用喝的攝取卡路里，附帶的好處是可以稍微提升新陳代謝。你的腰圍會感謝你。

吃彩虹餐。我有時喜歡以瘋狂的方式讓事情變有趣，努力一星期的每餐都吃綠色食物，有點像是「綠色挑戰」，例如青蘋果、青椒、羽衣甘藍等。什麼都可以，只是不要在同一天，吃同樣的綠色蔬果兩次。

我有時會試著一星期的每一天，換吃不同顏色的食物（例如紅色天，再來是藍色天，接著換橙色天等）。或是我想的話，我會試著讓一天裡的所有正餐與點心，一頓就有全部的顏色。

為什麼要這麼做？因為每一種蔬果，全是一種獨特與多元的植化素與植物營養素組合。你吃下每一種可能的顏色，或至少瞄準接下來介紹的五種顏色組合，就能吸收到更多種

類的類黃酮、類胡蘿蔔素、花青素、甜菜素,以及其他對身體有好處的化合物。以下是五種可以出擊的顏色組合:

- **紫色／藍色**:黑色覆盆子、蕪菁、茄子、紫蘆筍、紫甘藍、紫蘿蔔、紫羽衣甘藍、菊苣(endive)、康科德葡萄(Concord grapes)、黑莓、藍莓、紫椒、黑色橄欖、接骨木莓、李子、無花果。

- **綠色**:菠菜、芽菜、羽衣甘藍、青花菜、甘藍菜苗(broccoli rabe)、瑞士甜菜(Swiss chard)、朝鮮薊、青江菜、奇異果、萊姆、青豆、酪梨、青蘋果、綠葡萄、蜜香瓜、蘆筍、芥菜、櫛瓜、蕪菁菜、芝麻菜、荷蘭豆。

- **紅色**:紅甘藍、櫻桃、血橙、紅甜椒、紅梨、紅蘋果、草莓、西瓜、紅洋蔥、櫻桃蘿蔔、紅皮馬鈴薯、蔓越莓、番茄、紅萵苣、甜菜、大黃。

- **黃色／橙色**:杏子、胡蘿蔔、哈密瓜、柳橙、芒果、胡桃南瓜、黃椒與橙椒、檸檬、地瓜、南瓜(pumpkin)、鳳梨、橘子、油桃、木瓜、桃子、蕪菁甘藍(rutabaga)、黃夏瓜(yellow summer squash)、黃番茄。

- **白色／淡綠色**：歐洲蘿蔔、花椰菜、香蕉、白油桃、白桃、薑、大蒜、洋蔥、蔥頭、蘑菇、大白菜、大頭菜（kohlrabi）、韭蔥、南瓜（squash）。

盡量不吃糖

沒錯，吃太多糖會增加體重，有可能導致糖尿病、癌症、高血壓、退化性關節炎等問題。此外，罹患心臟病與腎結石的風險也會升高，還會導致發炎，甚至擾亂膽固醇，增加 LDL（壞膽固醇）與減少 HDL（好膽固醇）。然而，不僅這樣而已。不吃糖是為了奪回身體的掌控權。

如同零食，我和糖有著愛恨情仇。我會努力很長一段時間不吃糖。我還記得有一次代表美國打團體賽，賽後提供糖果。我心想：「我們贏了！我要大吃特吃！」我吃下立刻有宿醉感，手腫起來，還覺得累壞了。那次的反應非常激烈，提醒了糖在我身上的威力，這讓我意識到，我必須決定是否要讓糖繼續控制我。

這裡說明一下，我說的不吃糖，是指不碰額外加糖的食物，我的標準是，看營養標示就知道另外加的糖，在你吃的那樣食物中占多少百分比。天然產生的糖，例如水果、蔬菜、全穀與多數乳製品含的糖則沒關係，因為至少相關食物

提供較多的營養素與纖維，升糖的程度也較低。

我特別喜歡這個挑戰的另一個原因是，你會確實意識到糖藏在哪裡。相信我，你會發現自己平常吃的食物，有可能幾乎避不開，而那正是重點。你將不只被迫躲開對身體有害的食物，還得想辦法在不吃糖的情況下，滿足吃甜食的慾望，因此嘗試不會想到要嘗試的東西。

活動上的出擊

在我成長過程中，父親永遠要我們一有機會就嘗試新事物，不一定要跟網球有關。父親會讚美與鼓勵我們探索球賽外的選項。不得不說，這是相當好、相當正面的成長心態。

這裡所說的「活動」，任何事都算。不只是閒暇之餘做的，也可能是工作時做的事或副業，或是進修。只要能嘗試新事物，生活中的任何領域都可以，甚至是你已經在做、但換成更新鮮的視野。

你目前喜歡做什麼、恰巧擅長什麼都沒關係，照樣要想辦法找出不同的活動與新方法，把正在做的事當成基礎，不斷累積，愈來愈健康。

這麼做能提醒自己和身邊的人，你絕對不是只會一件事，不僅僅是別人看到的那一面。你有足夠的體力，能把相同的鬥志，用在你下定決心做的其他事情上。

瞄準不可能的事

寫下幾個你不曾從事的活動，但不是因為沒空做，只是一直沒有太大的興趣，或是不認為有可能辦到。請在待辦清單上，放上你做夢也想不到要做的活動。

不必是上刀山下火海的活動。或許是終於報名網球課或跳舞課、嘗試混合健身（CrossFit）、學習騎登山車、5公里跑（5K）或半馬。你寫下的活動，甚至不必是這輩子一直想嘗試的事，可以只是好奇。不過，列出你覺得不可能辦到的決選名單後，挑一個，讓那個活動成真。

此時要注意的是，不管做得好不好都沒關係。重點不是完美解決你列在名單上的事。就算你是班上表現最差的學生，拿了最後一名也沒關係。只要嘗試了對你來說不可能的事，這點就足以讓你自動成為贏家。更何況誰知道呢？搞不好因此發現，你天生擅長某件意想不到的事。

延伸你的有氧活動

好,你找到一項有氧活動,你愛死它了。不論發生什麼事,或至少身體允許的話,這輩子會永遠做下去,然後呢?我知道那種感覺,我替你感到興奮,但你得問這個問題:有可能讓這項活動更上一層樓嗎?換句話說,你喜歡做的事,還有哪些可能的版本,可以增加一下挑戰性?

舉例來說,如果熱愛跑步,可以考慮找一天嘗試衝刺短跑,或是在海灘上跑。喜歡走路?或許可以從事越野活動,讓散步變健行。喜歡騎登山車?那就改成騎公路車。如果已經在公路上騎車,那就改去小徑騎。重點是從稍微有點不同的方向做你熱愛的事,增加對身體的挑戰性——讓大腦感到更有趣。

嘗試某項運動的各種版本

用阻力訓練鍛鍊瘦肌肉時,很多時候只會使用啞鈴和身體的自重,但可以不止於此。隨著身材愈來愈結實,愈來愈熟悉某個運動或動作,可以探索其他作法。例如,做相同的運動,但使用不同形式的阻力、握力,甚至以不同的角度定位身體。

舉個例子，還記得第五章〈平衡〉建議的啞鈴划船運動嗎？也可以改用壺鈴、沙袋、阻力帶，或是用上雙手的槓鈴。或是我提到的伏地挺身？你可以增加挑戰難度，腳擺在箱子上而不是地上，或是讓雙手的距離超過肩寬。如果想要超級困難版，可以穿上負重背心，在你的肩上放輕沙袋。

重點是用來練出瘦肌肉的運動，有各式各樣的版本等著你嘗試。只要你夠健康，有辦法進行，那就挑戰自己替那項運動盡量找出各種排列組合，全部試一試。

努力做到完美

不論你喜歡如何讓自己出汗，每項活動與運動都有基本的原則，對吧？你一步一步學會。從腳要怎麼放，手臂要怎麼彎，重心要放多低，如何呼吸，做動作眼睛要看哪裡，全部加在一起，才是學會一個動作。

我們多半會盡最大努力學習動作，但覺得會了，就照著一直做下去。或許還會留意一、兩個小細節，但八成就那樣了。然而，不要僅止於此。我想挑戰你：做到完美，就好像有人拿著計分卡看著你，你唯一的目標是拿到滿分十分。盡量從各種角度記錄自己做某項運動或活動，接著打分數，寫下狀態完美的程度。例如：

- 如果是運動,你的手腳有放在正確位置嗎?姿勢如何?速度是否過快或過慢?是否從頭到尾控制重量?手腳有彎到應有的角度嗎?

- 如果是某項活動的特定動作,例如打出完美的一擊、跳某個舞步、以完美的步伐跑步、走路時體態完全正確等,規則都一樣。

我喜歡這個出擊法的原因,在於會全神貫注。大部分人會做很長一段時間後,就自認掌握了某項運動或動作,畢竟見到了成效,或是做的時候不曾受傷。然而,如果強迫真正從每一個角度,詳細觀看自己是怎麼做的,你會訝異有一、兩個小瑕疵。一旦修正那些小問題,做起來會更舒服、更容易,或是更有成效。

出擊你身邊的人事物

即便已經有一群關係緊密的朋友,還是能挑戰自己,在現有的基礎上繼續努力。要怎麼做?考慮進行會稍微走出人際關係舒適圈的事。當我們坦誠相待,當我們相信對方能引

導自己成為更好的人，當我們比平日更放手一搏，這都需要花力氣，有時會極度不安，但可能非常值得。

你不必一開始就全部投入。光是嘗試以下的任何一個建議，就能多了結一些人生該了結的事，或是變得和你在乎的人更親密。

承認你否認的事

我們常看不見自己的某一面，因為我們不允許自己那麼做。所以如果你願意的話，可以問問和你關係最近的人，是否有關於你的某件事，你自己都沒發現。不過，一定要是你能設法改善的事，不能是掌控權完全不在你手上的事，因為這就不公平了。

不確定該如何起步？或是擔心敞開來談，不曉得親友會把話題帶到哪個方向？你永遠可以用一個方式開始：先找出你認為人生中哪一個領域，誠實面對會有幫助，例如你的個人習慣、人際關係、職業道德、態度等。想好了再問信任的人：你是否需要改善那個領域但不自知。試水溫的時候，要確保對方只談你那部分的人生，而且只提供一個建議，以免招架不住。

這項出擊並不容易,絕對屬於高難度的,所以如果你想稍微試探就好,那就請相同的人用幾個形容詞描述你——例子愈多愈好,不限制幾個字。不要只問一個人,至少找三個最熟悉你的人。

聽到答案後,不要為難對方,追問為什麼選那些形容詞。記下答案,事後獨自反思,畢竟這是別人對你的整體印象。不管你喜不喜歡,你表現出某些特質,不只在朋友面前那樣,八成在多數人面前也一樣。

你花一些時間反思後,向朋友道謝,他們因為夠在乎你,願意講心底話。讓朋友知道,你有心改善任何不是那麼美好的特質,請他們提供可以怎麼做的建議。聽著,朋友說出的話,你不一定能接受,但如果好幾個人都那樣說——而且你知道他們是真心關心你——那就提醒自己,他們是出於愛才告訴你。你需要聽進去才能進步。

原諒某個人

沒有人是完美的,包括目前陪伴你的人,所有人都會犯錯。除此之外,我們全都認識這樣的人,至少一個以上,他們搞砸了,所以掉出我們的朋友名單。你能想出在你目前生活中,有人屬於這個類別嗎?我想也是。

你八成一下子就想到這樣的人，因為他們先前做的事，你仍然耿耿於懷，生氣或失望的感覺要一陣子才會消散。然而，你用在懊惱這個人的每一分鐘，原本可以用來想樂觀的事，讓生活朝更健康的方向前進。

聽好了，如果有人對你、對你很親的人，或是對任何人，做了真的很不好的事，我沒有要你原諒他，也沒要讓這個人回到你的人生，尤其是如果這個人依舊會對你造成負面影響。

我只是要你認真思考，人生中是否有任何你感到該絕交的人。跟最親的人確認這份名單，從更客觀的角度了解，是否其實沒必要記恨那麼久，接著聯絡那個人，原諒對方。

你可能不會聽到道歉，但因為你試過了，你的心可以平靜下來，把更多時間用在想正面的事情上，不沉溺於恩恩怨怨。

努力開口對話，不依賴打字

我自己絕對有這種問題。當事情很雜很多，好像有一百萬件事要做，我會傳簡訊，不打電話。拜託，誰不是這樣？現在太簡單了，透過簡訊、電子郵件、回覆文章就能保持聯

絡，但問題就出在太簡單了。

用打字取代說話實在太容易、太方便，我們打的任何字，因此不再那麼有意義。我的意思是，永遠不要傳簡訊給朋友？是也不是——不傳訊息太不合理，也辦不到。不過你要知道，每次你選擇打字，而不是說話，會降低你關心親友的程度。

雖然還是能保持聯絡，但打字讓你接受不必在更深的層面溝通。你寧願看到手機螢幕上的 LOL（Laugh Out Loud，大笑），而不選擇聽見親友在電話那一頭大笑，或更好的是見到他們本人在笑。然而，只需要幾分鐘的親「聲」交流，情誼就能輕鬆成長。

話雖如此，有時一定得打字，但承認吧，不是所有時候都只能打字，愈少用打字交流，愈常直接聊天，雙方的連結也會愈強。

不信的話，那就問自己：如果我打電話跟你分享以上建議，相較於讀到這些話，聽見我說，你會不會感到更有意義？如果是的話，永遠別懷疑，不論你打電話給誰，他們的感受也一樣。

協助他人出擊

當我有非常喜歡與感動的事情時,我不只會瘋狂去做,還想與他人分享,特別是如果我感到他們也能受益。

這本書就是這樣來的。我聊自己如何度過罹患乾燥症後的生活,出擊法如何協助我面對,身邊的人聽到後躍躍欲試。教學相長,我分享後,自己也更容易做到,因為現在我不是孤軍奮戰。

漸漸地,我身邊有幾位親友,同樣向自己承諾每天都要出擊。因此,我鼓勵你向感到好奇的人,聊一聊心路歷程。

我是否樂見和你聊的人一同加入,和你一起努力?拜託,這還要問嗎?不過,在你解釋什麼是出擊法後,就算身邊的人並不好奇試試,他們也會更了解你在替自己做什麼、你嘗試以什麼樣的方式改善生活。

光是那樣,你就不必整天忙著解釋自己的行為或選擇,還能獲得支持,更何況誰知道呢?或許未來有一天,他們也會想試。如果你真心關心對方,難道不希望他們同樣擁有最好的生活?

為自己出擊

如同本章的開頭所言，人生總有更多成長的空間。起點不必是終點：你目前在哪裡，不會是你前進的最後一步。

人生充滿變化，你不必永遠做同一件事。相信我，我有親身經歷。你應該永遠前進，一旦達成一個目標，不論是大目標或小目標，立刻找到新目標很重要。「出擊」原本就需要你前進再前進，因此真正能持續出擊的唯一辦法，就是完成上一個目標後，繼續朝目前還碰不到的其他目標前進。

不過，我的意思不是你一定要冒很大的險，改變自己與人生中的每件事。舉例來說，很多人以為創業要冒重大風險，為了追夢拋下所愛的一切與休學。或許有幾位創業者那樣，但大部分人試著創辦事業時，還做著白天的工作。當然，他們還是會冒險，卻是適度的風險。以沃克夫人（Madam C. J. Walker）為例，她是美國史上第一位白手起家的黑人女性百萬富翁，替黑人女性建立美妝與美髮產品線，但一邊仍在擔任銷售人員。沃克夫人沒放棄白天的工作。她成功發展副業，最後旗下有近兩萬名銷售人員時，依然以企業家兼慈善家的身分持續推銷。

以我來講的話，我的人生功課是如今終於明白，自己再

也不能每件事都答應。因為那樣通常會妨礙我拿出最好的表現，無法專心做正在做的事。關於要出擊什麼事，我因此變得精挑細選。我希望你也一樣。

出擊是在踏出下一步：替自己定好下一個目標。前進的方法太多太多，本章只略為提到一些。所以好好想一想，你想要什麼？下一個目標是什麼？不過，你挑中的改變一定要能帶來不同，但也不能過分困難，以免衝擊到生活中已經有所改善的其他面向。

克服五大問題

哪「五大」？這裡是指五種會導致代謝症候群的問題，亦稱為胰島素阻抗性症候群（insulin resistance syndrome）：

1. 大腰圍：女性腰圍 35 吋以上或男性腰圍 40 吋以上。

2. 高血壓：超過 130／85 mmHg。

3. 高血糖：血糖值超過 100 mg／dl。

4. 低 HDL（好的膽固醇）：女性低於 50 mg／dl、男性低於 40 mg／dl；或需要服藥控制。

5. 高三酸甘油酯：高於 150 mg／dl 或需要服藥控制。

只要（持續）有三種以上的症狀，罹患糖尿病、中風、冠狀動脈心臟病，以及其他重大健康問題的風險會大增，例如癌症、骨質流失、大腦健康問題、腎臟與神經損傷，甚至是失智。壞消息是美國大約三分之一的成人有代謝症候群。好消息是嘗試本書各種技巧後，你已經踏上改善這五件事的道路。

改善顯然需要時間，也需要一些裝備，例如血壓計與量腰圍的捲尺、驗血，以及老實講，看你目前狀況如何，要有一點耐心。不過，控制住這五件事後，你的健康由你掌控，而且有可能救自己一命。

克服恐懼

這裡指的不是跟鯊魚一起游泳，也不是跳下飛機，或是任何類似的瘋狂之舉。事實上，我要你從完全安全無害，但因為某種原因，讓你感到焦慮、害怕或不舒服的事做起。對了，不一定要嘗試新的或嚇人的事，例如試著做完全不可怕、但你擔心會失敗的事也算。

你決定克服的恐懼，不一定和健康有關，例如自願在一群陌生人面前即興表演，有可能讓你心跳加速，但我不會說那是有氧運動。那件事有可能是你害怕看起來很笨的活動，

試著吃健康但噁心的食物，或是和某一個讓你緊張的人談話。任何如果有選擇，你覺得這輩子永遠不去試也沒關係的事，全都可以。

為什麼要這樣折磨自己？為了向自己證明，只要下定決心，便有辦法做到，就連極度不願意做的事也行。當你朝這個方向出擊並獲得成功，你就此有了以為做不到，但其實有能力的前例。有了前例，你將信心大增，碰上其他事便能再次鼓起勇氣。

事情是這樣的。由你決定要健身、吃正確的食物，維持健康的人際關係，以及忠於自己──但我們通常會選擇最在舒適圈內的選項。然而，當外面有很多其他聰明的選項，知道自己什麼都能克服後，你會有信心迎向下一個冒出的健康機會，而不是躲開。

最後，嘗試出擊一項本書沒提到的事。書中羅列了生活中所有能出擊的事嗎？當然沒有。嚴格來講，這本書沒列出所有能**觀察、感謝、平衡、豐富、撫慰、相信、振奮、出擊**的事。然而，除非和百科全書一樣厚，要不然有哪本書能做到這種事？況且如果你人生能改善的事如此有限，那該有多無聊？所以讓我問你兩個問題：

- 是否有你在書中找不到，但想看到的事？

- 是否有我稍微提到，這下子你更好奇的事？

如果有任何一題的答案是「是」，那就太好了，因為那是我想聽到的答案。我要你思考如何能自行添磚加瓦，因為我一開始就說過本書提到的建議，只不過是你可以試試看的幾種方法。如果要活出更美好的人生，真正的關鍵是從今天起，每一天都遵守觀察、感謝、平衡、豐富、撫慰、相信、振奮的路線圖，而且要勇於出擊。

所以你要替這條公式補充哪些事？有哪些新鮮有趣的食物選擇、活動、技巧與理念，我沒提到但你想加進來的？由你決定，不過答應我，無論你選擇替出擊法加上什麼，一定要確保它能讓你做到我對自己的承諾：

讓事情簡單與享受，不過最重要的是令人興奮。

CHAPTER 11

用你的步調，優雅出擊

　　出擊法的妙處，在於只需要記住八種行動，並經常應用在生活的四個主要領域。

　　我是否期望你每天都在人生的四個主要領域，包括飲食、活動、身旁的人事物與你自己，全都做到觀察、感謝、平衡、豐富、撫慰、相信、振奮與出擊，一天都不能落下，一樣都不能少？

　　開什麼玩笑？拜託，我自己都不曾全部做到，一次也沒有，而這可是我的人生哲學。再說了，試著在一天內悉數做到，只會帶來太大的壓力，完全違反我對自己的承諾。

我不認為嘗試一天做 32 件事會簡單、享受或令人興奮，你說呢？

但話又說回來了，或許你可以。

那就是為什麼這個計畫有很大的彈性。每一天，你可以選擇要如何出擊。你會開始發現，八種行動與四個領域的組合，或許無窮無盡，但不管怎樣都能有好結果！

簡易版出擊

還記得本書一開始提過的事嗎？只要能在睡前，心安理得說出以下的話，你就成功了：

- 我今天**觀察**了〇〇〇事。
- 我今天**感恩**了〇〇〇事。
- 我今天**平衡**了〇〇〇事。
- 我今天**豐富**了〇〇〇事。
- 我今天**撫慰**了〇〇〇事。
- 我今天**相信**了〇〇〇事。
- 我今天**振奮**了〇〇〇人——自己或他人都可以。
- 我今天**出擊**了〇〇〇事。

我稱之為「簡易版出擊」。你可以挑選當天想造成影響的生活領域，例如選擇觀察、平衡與相信自己的飲食，感謝與出擊你的活動，豐富、撫慰與振奮身旁的人事物，但焦點沒放在自己身上。只要那一天有做到八種行動，仍然算有出擊！你可以隨意混搭行動與生活領域。

這是最少應該做到的要求，但不會因為只做到基本要求，效果就少於你馬上會讀到的其他建議。事實上，這是很好的起點。在你真正開始探索出擊法的可能性之前，先了解是怎麼一回事。

此外，萬一當天沒有那麼多時間，簡易版也是很好的方式，所以放心使用吧，即便你已經出擊一段時間，自認已經進階了。

完整版出擊

與其隨機在飲食、活動、身旁的人事物與自己，四個領域間跳來跳去，不如試著在一天中，八項行動都投入一個領域就好。

舉例來說，如果你決定今天採取完整版出擊，那麼至少

要做一件事,觀察、感謝、平衡、豐富、撫慰、相信、振奮、出擊當天的活動。八個行動都要做,不能只做七個,跳過一個。你當天要不假思索,把所有的注意力,放在只出擊生活中的一個領域——沒有例外。

可以在同一天裡,完整出擊不只一個生活領域嗎?也就是說,可以某天同時專注於飲食和自己嗎?或是同時專注於活動和身旁的人事物,為這兩個領域做滿八個行動嗎?當然可以。如果你覺得有辦法,我不會阻止你嘗試同一天專注於一個以上的領域,只要依然感到簡單、享受與興奮,就沒問題的。

嚴格版出擊

如果想來點挑戰,這就是了。嚴格版出擊必須生活中的四個領域,每一個格子都打勾——在同一天做到。也就是說,你要從早到晚觀察、感謝、平衡、豐富、撫慰、相信、振奮、出擊你的飲食、活動、身旁的人事物與自己。算一算,一共得負責 32 件事。很多,但別忘了這是嚴格版出擊。如果簡單,我會取別的名字。

讀這本書時，你會發現可以運用比較簡單的竅門與方法，事半功倍地「打勾格子」，所以一天 32 件事，沒有聽上去那麼可怕。我的意思不是要你什麼都挑簡單的，只是想讓你知道：沒錯，挑戰性很大，但可行性比想像中大很多。嘗試的時候，別忘了以下幾點。

就算沒成功，照樣是贏家。萬一晚上要睡覺了，32 項沒有全部做完，怎麼辦？或許做到 15 項、20 項，或更氣人的是，做到 31 項，就差一項。但你知道嗎？要不是因為今天試了，原本也不會去做這 31 項，全是多賺的。你沒輸——即便只有幸做到原本打算的一半，也還是贏了。

如果疲於奔命，那就縮減。如果你為了用最快速度見效，而嘗試嚴格版出擊，拜託不要。只因為想瞬間改善生活，在準備好之前，就嘗試從零衝到時速一百，不是正確的心態。

前文說過，就算只是簡易版出擊，也能改善生活，因為你替自己做了以前不曾做過的事，或是開始以應有的頻率執行。這裡談的是你的人生，所以不要因為心急就匆忙行事。會有成效的，你必須相信這個流程。

出擊 Q&A

可以隔天重複一樣的事嗎？

理論上當然沒問題。你隔天仍然是在替自己做八件好事。此外，你可能覺得今天還不錯，於是心想：「既然抓到感覺了，為什麼還要去做別的呢？」你明天也想見到同樣的神奇效果，對吧？只要能享受你正在做的事就好。

不過，你會開始發現，重複某件好事的次數愈多，更可能變成健康的習慣。突然間，你不必思考如何平衡餐點，無意間就平衡了飲食。你不必想著必須做伸展運動，一天的時間裡自然就會拉拉筋，因為你享受那個感覺。

重點是如果某件事成為你的第二天性，最終成為每天都會做的事，那就維持那個正向的習慣，但同時考慮嘗試新鮮事，相信自己還能走得更遠。

達成目標後，我該做什麼？

什麼是活出最美好的人生，每個人的定義不同。或許以你來講，你嘗試出擊法是為了在假期前減個幾磅？想要更有精神地照顧孩子？想降低膽固醇，因為醫生跟你說得降低數

值?以上皆是?

不論你希望改善哪些事,一旦達成目標,第一件事是恭喜自己。你做到了!我或許替你指出了一條路,和你已經試過的不同,你因此達成目標。然而這是因為你,你持續走在這條路上,最後抵達目的地,功勞是你的。只要持續待在正軌,目標永遠觸手可及。

不過,抵達目的地後要想一想:就算一開始對你來說,出擊是達成某個特定目標的工具,不代表旅程已經結束。出擊不只是改變某部分的你,而是改善你整個人生。就算早已達成最初想改變的事,你堅持的時間愈長,正向的改變也愈多,便能走向更好的你。

可以跳過其中一項行動嗎?

前文提過,八個行動值得你一視同仁,八個一樣重要。八個行動交織在一起,相輔相成,以大大小小的方式,直接與間接彼此影響。如果八個沒有全都顧及,你將更難堅持住健康的生活型態。

既便目前看不出部分的關聯,你愈嘗試出擊,就會開始看出端倪。當你在生活中的某一個領域,開始養成更多的健

康習慣，會更容易養成其他生活領域的習慣，而且更容易出現成效。一切要看你的生活目前在哪裡，八個行動將帶你去向何處。

如果我沒辦法八個都做到，會發生什麼事？

嘿，有時生活會來攪局，完全可以理解。有時在一天的尾聲，你八項都沒做到。事實上，我早預料到會這樣，尤其是在計畫的初期階段，當你才在培養心態。沒有全部做到的話，那就自豪當天做到的事，接著問自己以下問題：

- **我投入多少力氣：**如果你盡全力了，那很好，但如果沒有——只有你知道這件事——那就接受自己未能更努力嘗試，接著明天加把勁。記住，你辦得到。

- **是否有某個人或某件事讓我無法做到？**或許有人或有事讓你無法完整做到八項行動。如果是這樣，想一想如何防止下次再度發生同樣的情形。

- **是否順序錯了？**有的行動在一天中的某些時段比較容易做到，有的比較難。如果試了某個行動但做不到，想一想，那是在什麼時候做的，接著照你方便的時間重新安排。

- **我是否太過貪心了？** 或許你沒能完成某個行動，是因為對你來說太難了。不只是那天辦不到，而是完全難以負荷。如果是這種情形，那就找簡單一樣的，下次嘗試不一樣的事。等到有幾天八個行動全做到後，帶著多一點的自信與經驗，再回頭嘗試。

- **最後，管他有沒有全部做到，我該在意嗎？** 怪問題，對吧？不過是這樣的——你的確該在意。因為如果你不在意，代表投入的程度不夠，生活不會有太大的進展。

記住，如果你放任自己今天沒做到，又沒要求做得更好，你明天很容易同樣沒達成。我永遠不想見到你掉下這樣的滑坡。如果想改變人生，就該有點遺憾沒做到八件事，但也不必狠狠責備自己。有沒有全力以赴的確是你該在乎的事，才能出現最大成效。

好了，就這樣了！

聽著，我只不過是分享了幾個使用本書計畫的方法。你能否發揮創意，想出我沒提到的出擊法？你能否做出更多的選擇，吃得更健康，嘗試不同的健身運動，或是想出其他辦法，替整體的健康狀況帶來正面影響？生活中是否還有別的事能觀察、感謝、平衡⋯⋯？答案是百分之百可以。

你可以應用這裡的各種點子和方法，讓生活有所不同，但不代表得照單全收才能成功，也不代表你不能想出自己的辦法。

這本書是一個起點。你可以從這裡出發，但絕不該在這裡停下腳步。如同第十章的尾聲所言，出擊的最後一件事，就是找出更多方法出擊，讓這個計畫跟著你一起成長。正因為出擊法的包容性強，雖然我等不及見到這個計畫如何讓你煥然一新，但更讓我興奮的是，想看著你會帶著這個計畫前往何處。

出擊快樂！

謝詞

　　我永遠相信——只要太陽升起，就有機會。有機會實現夢想。有機會獲得第一次或第二次的機會。有機會爭取，無論結果是失敗或成功，接著再去試一遍！而出擊的機會與能力，首先來自「生命」這份禮物。能有如此美好與不求回報的人生禮物，真是莫大的祝福，感謝主耶和華賜予我這樣的祝福。

　　本書是團隊合作的成果。要不是有 Mel Berger 的願景，不會有這本書。謝謝你一直相信我，並帶領整本書的方向。你是傳奇人物。

　　從以前到現在，麥爾特‧墨菲都是真正的英雄。在他的支持下，我們合寫的每一個字，全都捕捉到我的聲音。我們是完美的雙人團隊！你真的懂我，甚至讓我對這本書的想像更上一層樓。沒有你就沒有這本書。唯有同為出擊者，才能了解你心中的出擊。你以神乎其技的方式，捕捉到出擊的重大意義。

　　本書出版時，經紀人 Carlos Fleming 已經陪伴我 25 年，

負責我場上與場下的事務。如今說出我故事的願景成真了，我等不及踏上這場文字之旅的下一步。我想快點展開接下來的歲月，讓你看到我們全部的計畫！

出擊始於一套強大的價值觀，而這強大的價值觀通常來自強大的模範。我的父母是這方面最完美的典範。爸爸媽媽，我想和你們一樣。沒人和你們一樣大步向前。

很多時候，最好的老師是身教，而不是言教。我的姊姊伊莎與林德瑞亞全面展現了這件事。謝謝你們當我的榜樣，示範如何過生活，帶來靈性的標竿。我知道你們會為我做任何事，我因此感到自己是如此獨特與安全。我慶幸你們永遠都在。

我永遠不會只是大威廉絲，而是大小威廉絲。我有好多的故事與經驗來自向小妹學習。你是我認識最勇敢、最無畏的人。賽琳娜，我從妳身上學到很多。如今我持續向身為妻子與母親的妳學習。謝謝妳教我如何當個冠軍。

在此特別感謝我的朋友 Lara Shriftman。她主動確保人人手上都有這本書。你永遠為你愛的人赴湯蹈火，我能成為其中一員真是太幸運了。

也要特別感謝在我的生命中，有著非常重要意義的人

士。Sonya Haffey 是我最尊敬與仰慕的人。你示範了真正的好人。謝謝你這些年來與我分享才華與時間。

謝謝我所有的外甥女與外甥：Jeffery、Justus、Jair、Olympia、Adira、Amir，你們是我生命的喜悅。我最大的夢想就是你們能努力出擊，勇敢作夢。這本書是寫給你們的。

最後，我要鄭重感謝所有讀者。看到大家生氣蓬勃，真正獲得健康幸福，過著美滿人生，讓我好快樂。打造美好人生就像參加比賽。你練習，準備，培養得勝的技巧，直到成為第二天性，輕鬆就能展現出來。出擊是一輩子的技巧。練習成功的人生需要訓練與下定決心，但不必難如登天，理應充滿喜悅，尤其是當生活出現成效。看到有的人讓自己陷入受傷與悲傷的情境，我感到於心不忍。無論是因為缺乏價值觀、信心或其他原因，我希望出擊能協助每一位讀者，在檢視自我與每日的習慣中，走向更容易通往幸福與成功的道路。出擊快樂！

注釋

Chapter 5

1. Diane S. Lauderdale et al., "Sleep Duration: How Well Do Self-Reports Reflect Objective Measures? The CARDIA Sleep Study," *Epidemiology* 19, no. 6 (November 2008): 838–45.

Chapter 6

1. S. K. Verma, Vartika Jain, and S. S. Katewa, "Blood Pressure Lowering, Fibrinolysis Enhancing and Antioxidant Activities of Cardamom (*Elettaria Cardamomum*)," *Indian Journal of Biochemistry & Biophysics* 46, no. 6 (December 2009): 503–6.
2. Vijayalakshmi Prabhakaran, Thenmozhi Sengodan, and Palaniappan Rajeswari, "The Evaluation of the Virulence Factors of Clinical *Candida* Isolates and the Anti-biofilm Activity of *Elettaria cardamomum* against Multi-drug Resistant *Candida albicans*," *Current Medical Mycology* 2, no.
3. (June 2016): 8–15. 3. Mark F. McCarty, James DiNicolantonio, and James O'Keefe, "Capsaicin May Have Important Potential for Promoting Vascular and Metabolic Health," *Open Heart* 2, no. 1 (June 2015): e000262, https://doi.org/10.1136/openhrt-2015-000262.
4. P. Ranasinghe et al., "Efficacy and Safety of 'True' Cinnamon (*Cinnamomum zeylanicum*) as a Pharmaceutical Agent in Diabetes: A Systematic Review and Meta-Analysis," *Diabetic Medicine* 29 (June 2012): 1480–92, https://doi.org/10.1111/j.1464-5491.2012.03718.x.
5. Shatadal Ghosh, Sharmistha Banerjee, and Parames Sil, "The Beneficial Role of Curcumin on Inflammation, Diabetes, and Neurodegenerative Disease: A Recent Update," *Food and Chemical Toxicology* 83, no. 6

(September 2015): 111–24, https://doi.org/10.1016/j.fct.2015.05.022.

6. Pietro Dulbecco and Vincenzo Savarino, "Therapeutic Potential of Curcumin in Digestive Diseases," *The World Journal of Gastroenterology* 19, no. 48 (December 2013): 9256–70, https://doi.org/10.3748/wjg.v19.i48.9256.

7. Jayaraj Ravindran, Sahdeo Prasad, and Bharat B. Aggarwal, "Curcumin and Cancer Cells: How Many Ways Can Curry Kill Tumor Cells Selectively?," *The AAPS Journal* 11, no. 3: 495–510, https://doi.org/10.1208/s12248-009-9128-x.

8. Edzard Ernst and M. H. Pittler, "Efficacy of Ginger for Nausea and Vomiting: A Systematic Review of Randomized Clinical Trials," *British Journal of Anaesthesia* 84, no. 3 (March 2000): 367–71.

9. Nafiseh Shokri-Mashhadi et al., "Anti-Oxidative and Anti-Inflammatory Effects of Ginger in Health and Physical Activity: Review of Current Evidence," Supplement, *International Journal of Preventative Medicine* 4, no. S1 (April 2013): S36–S42.

10. Isabella Savini et al., "Origanum Vulgare Induces Apoptosis in Human Colon Cancer Caco2 Cells," *Nutrition and Cancer* 61, no. 3 (2009): 381–89; Bonn University, "Salutary Pizza Spice: Oregano Helps against Inflammations," *ScienceDaily* (June 2008), www.sciencedaily.com/releases/2008/06/080625093147.htm.

11. Nayely Leyva-Lopez et al., "Essential Oils of Oregano: Biological Activity beyond Their Antimicrobial Properties," *Molecules* 22, no. 6 (June 2017): 989, https://doi.org/10.3390/molecules22060989.

12. A. N. Panche, A. D. Diwan, and S. R. Chandra, "Flavonoids: An Overview," *Journal of Nutritional Science* 5 (December 2016): e47, https://doi.org/10.1017/jns.2016.41.

13. Jessy Moore, Michael Yousef, and Evangelia Tsiani, "Anticancer Effects of Rosemary (*Rosmarinus officinalis* L.) Extract and Rosemary Extract Polyphenols," *Nutrients* 8, no. 11 (November 2016): 731.

14. Monika Sienkiewicz et al., "The Potential of Use Basil and Rosemary Essential Oils as Effective Antibacterial Agents," *Molecules* 18, no. 8 (August 2013): 9334–51.

15. Bahare Salehi et al., "Thymol, Thyme, and Other Plant Sources: Health and Potential Uses," *Phytotherapy Research* 32, no. 9 (September 2018): 1688–1706.
16. Bharat B. Aggarwal, "Targeting Inflammation-Induced Obesity and Metabolic Diseases by Curcumin and Other Nutraceuticals," *Annual Review Nutrition* 30, (2010): 173–99, https://doi.org/10.1146/annurev.nutr.012809.104755.
17. University of Illinois at Urbana-Champaign, "Dark Honey Has More Illness-Fighting Agents Than Light Honey," ScienceDaily (July 1998), https://www.sciencedaily.com/releases/1998/07/980708085352.htm.
18. Sung-Chuan Chao et al., "Induction of Sirtuin-1 Signaling by Resveratrol Induces Human Chondrosarcoma Cell Apoptosis and Exhibits Antitumor Activity," *Scientific Reports* 9, no. 1 (June 2017): 3180, https://doi.org/10.1038/s41598-017-03635-7.

Chapter 7

1. Qingyi Huang et al., "Linking What We Eat to Our Mood: A Review of Diet, Dietary Antioxidants, and Depression," *Antioxidants* 8, no. 9 (September 2019): 376, https://doi.org/10.3390/antiox8090376.
2. Glenda Lindseth, Brian Helland, and Julie Caspers, "The Effects of Dietary Tryptophan on Affective Disorders," *Archives of Psychiatric Nursing* 29, no. 2 (December 2014): 102–7, https://doi.org/10.1016/j.apnu.2014.11.008.

Chapter 8

1. Andrew Reynolds et al., "Carbohydrate Quality and Human Health: A Series of Systematic Reviews and Meta-Analyses," *Lancet* 393, no. 10170 (January 2019): 434–45, https://doi.org/10.1016/S0140-6736(18)31809-9.
2. Andrea Bellavia et al., "Fruit and Vegetable Consumption and All-Cause Mortality: A Dose-Response Analysis," *The American Journal of Clinical Nutrition* 98, no. 2 (June 2013): 454–59, https://doi.org/10.3945/ajcn.112.056119.
3. Yuan-Ting Lo et al., "Spending on Vegetable and Fruit Consumption Could

Reduce All-Cause Mortality among Older Adults," *Nutrition Journal* 11, (December 2012): 113, https://doi.org/10.1186/1475-2891-11-113.

4. National Center for Health Statistics, "Obesity and Overweight," Centers for Disease Control and Prevention, January 5, 2023, https://www.cdc.gov/nchs/fastats/obesity-overweight.htm.

5. Ian Janssen et al., "Years of Life Gained Due to Leisure-Time Physical Activity in the US," *American Journal of Preventive Medicine* 44, no. 1 (January 2013): 23–29, https://doi.org/10.1016/j.amepre.2012.09.056.

6. Mayo Clinic Staff, "Aerobic Exercise: Top 10 Reasons to Get Physical," Mayo Clinic, http://www.mayoclinic.com/health/aerobic-exercise/EP00002/NSECTIONGROUP=2.

7. James W. Anderson, Chunxu Liu, and Richard J. Kryscio, "Blood Pressure Response to Transcendental Meditation: A Meta-Analysis," *American Journal of Hypertension* 21, no. 3 (January 2008): 310–16, https://doi.org/10.1038/ajh.2007.65.

8. Marcia de Fatima Rosas Marchiori et al., "Decrease in Blood Pressure and Improved Psychological Aspects through Meditation Training in Hypertensive Older Adults: A Randomized Control Study," *Geriatrics and Gerontology International* 15, no. 10 (November 2014): 1158–64, https://doi.org/10.1111/ggi.12414.

9. Jason C. Ong et al., "A Randomized Controlled Trial of Mindfulness Meditation for Chronic Insomnia," *Sleep* 37, no. 9 (September 2014): 1553–63, https://doi.org/10.5665/sleep.4010.

10. Tonya L. Jacobs et al., "Intensive Meditation Training, Immune Cell Telomerase Activity, and Psychological Mediators," *Psychoneuroendocrinology* 36, no. 5 (June 2011): 664–81, https://doi.org/10.1016/j.psyneuen.2010.09.010.

11. Amit Mohan, Ratna Sharma, and Ramesh L. Bijlani, "Effect of Meditation on Stress-Induced Changes in Cognitive Functions," *The Journal of Alternative and Complementary Medicine* 17, no. 3 (March 2011): 207–12, https://doi.org/10.1089/acm.2010.0142.

12. Andrew B. Newberg et al., "Meditation Effects on Cognitive Function and Cerebral Blood Flow in Subjects with Memory Loss: A Preliminary Study," *Journal of Alzheimer's Disease* 20, no. 2 (2010): 517–26, https://doi.

org/10.3233/JAD-2010-1391.

13. Yi-Yuan Tang et al., "Mechanisms of White Matter Changes Induced by Meditation," *Proceedings of the National Academy of Sciences of the United States of America* 109, no. 26 (June 2012): 10570–74, https://doi.org/10.1073/pnas.1207817109.

14. Manoj K. Bhasin et al., "Relaxation Response Induces Temporal Transcriptome Changes in Energy Metabolism, Insulin Secretion, and Inflammatory Pathways," *PLoS One* 8, no. 5 (May 2013): e62817, https://doi.org/10.1371/journal.pone.0062817.

15. Shawn N. Katterman et al., "Mindfulness Meditation as an Intervention for Binge Eating, Emotional Eating, and Weight Loss: A Systematic Review," *Eating Behaviors* 15, no. 2 (April 2014): 197–204, https://doi.org/10.1016/j.eatbeh.2014.01.005.

16. Peter la Cour and Marian Petersen, "Effects of Mindfulness Meditation on Chronic Pain: A Randomized Controlled Trial," *Pain Medicine* 14, no. 4 (April 2015): 641–52, https://doi.org/10.1111/pme.12605.

17. Debra Umberson and Jennifer Karas Montez, "Social Relationships and Health: A Flashpoint for Health Policy," Supplement, *Journal of Health Social Behavior* 51, no. S1 (2010): S54–S66, https://doi.org/10.1177/0022146510383501.

18. Sakda Hewagalamulage et al., "Stress, Cortisol, and Obesity: A Role for Cortisol Responsiveness in Identifying Individuals Prone to Obesity," Supplement, *Domestic Animal Endocrinology* 56, (July 2016): S112–20, https://doi.org/10.1016/j.domaniend.2016.03.004.

19. Rachel K. Narr et al., "Close Friendship Strength and Broader Peer Group Desirability as Differential Predictors of Adult Mental Health," *Child Development* 90, no. 1 (January 2019): 298–313, https://doi.org/10.1111/cdev.12905.

20. Michael L. M. Murphy, Denise Janicki-Deverts, and Sheldon Cohen, "Receiving a Hug Is Associated with the Attenuation of Negative Mood that Occurs on Days with Interpersonal Conflict," *PLoS One* 13, no. 10 (October 2018): e0203522, https://doi.org/10.1371/journal.pone.0203522.

21. Kimberley J. Smith et al., "The Association between Loneliness, Social

Isolation and Inflammation: A Systematic Review and Meta-Analysis," *Neuroscience & Biobehavioral Reviews* 112, (February 2020): 519–41, https://doi.org/10.1016/j.neubiorev.2020.02.002.

22. Amanda Cook Maher et al., "Psychological Well-Being in Elderly Adults with Extraordinary Episodic Memory," *PLoS One* 12, no. 10 (October 2017): e0186413, https://doi.org/10.1371/journal.pone.0186413.

23. Rosemary Blieszner, Aaron M. Ogletree, and Rebecca G. Adams, "Friendship in Later Life: A Research Agenda," *Innovation in Aging* 3, no. 1 (March 2019): igz005, https://doi.org/10.1093/geroni/igz005.

24. Pavel Goldstein, Irit Weissman-Fogel, and Simone G. Shamay-Tsoory, "The Role of Touch in Regulating Inter-Partner Physiological Coupling during Empathy for Pain," *Scientific Reports* 7, no. 1 (June 2017): 3252, https://doi.org/10.1038/s41598-017-03627-7.

25. Joel Salinas et al., "Association of Social Support with Brain Volume and Cognition," *JAMA Network Open* 4, no. 8 (2021): e2121122, https://doi.org/10.1001/jamanetworkopen.2021.21122.

26. Julianne Holt-Lunstad, Timothy B. Smith, and J. Bradley Layton, "Social Relationships and Mortality Risk: A Meta-Analytic Review," *PLoS Medicine* 7, no. 7 (July 2010): e1000316, https://doi.org/10.1371/journal.pmed.1000316.

27. Xiaolin Xu et al., "Social Relationship Satisfaction and Accumulation of Chronic Conditions and Multimorbidity: A National Cohort of Australian Women," *General Psychiatry* 36, no. 1 (February 2023): e100925, https://doi.org/10.1136/gpsych-2022-100925.

Chapter 9

1. Caoimhe Twohig-Bennett and Andy Jones, "The Health Benefits of the Great Outdoors: A Systematic Review and Meta-Analysis of Greenspace Exposure and Health Outcomes," *Environmental Research* 166 (October 2018): 628–37, https://doi.org/10.1016/j.envres.2018.06.030.

Chapter 10

1. Carmen Sayon-Orea et al., "Reported Fried Food Consumption and the Incidence of Hypertension in a Mediterranean Cohort: The SUN (Seguimiento Universidad de Navarra) Project," *British Journal of Nutrition* 112, no. 6 (September 2014): 984–91, https://doi.org/10.1017/S0007114514001755.

2. Leah E. Cahill et al., "Fried-Food Consumption and Risk of Type 2 Diabetes and Coronary Artery Disease: A Prospective Study in 2 Cohorts of US Women and Men," *The American Journal of Clinical Nutrition* 100, no. 2 (August 2014): 667–75, https://doi.org/10.3945/ajcn.114.084129.

Strive

8 Steps to Find Your Awesome: Discover Venus Williams's Secrets to Success and Wellness in this Must-Read Self-Help Book

大威廉絲全力以赴
把成功變習慣，世界冠軍的STRIVE升級策略

作　　者	維納斯・威廉絲（Venus Williams）	出　　版	感電出版
譯　　者	許恬寧	發　　行	遠足文化事業股份有限公司
編　　輯	賀鈺婷、呂美雲		（讀書共和國出版集團）
封面設計	Dinner	地　　址	23141 新北市新店區民權路108-2號9樓
內文排版	邱介惠	電　　話	0800-221-029
		傳　　真	02-8667-1851
副 總 編	鍾顏聿	電　　郵	info@sparkpresstw.com
主　　編	賀鈺婷		
行　　銷	黃湛馨		

Strive. Copyright © 2024 by Venus Williams.
All rights reserved.
Originally Published by arrangement with William Morris Endeavor Entertainment, LLC. Through Andrew Nurnberg Associates International Limited.
Complex Chinese Language Translation copyright © 2025 by SparkPress, a Division of Walkers Cultural Enterprise Ltd.

印　　刷	呈靖彩藝有限公司
法律顧問	華洋法律事務所　蘇文生律師
ISBN	978-626-7523-35-3（平裝本）
	9786267523315（EPUB）
	9786267523322（PDF）
定　　價	460元
出版日期	2025年7月（初版一刷）

如發現缺頁、破損或裝訂錯誤，請寄回更換。
團體訂購享優惠，詳洽業務部：(02)22181417分機1124
本書言論為作者所負責，並非代表本公司／集團立場。

國家圖書館出版品預行編目(CIP)資料

大威廉絲全力以赴／維納斯・威廉絲（Venus Williams），麥爾特・墨菲（Myatt Murphy）著；許恬寧譯. -- 新北市：感電出版：遠足文化事業股份有限公司發行，2025.07
316面；14.8×21公分

譯自：Strive : 8 steps to find your awesome: discover Venus Williams's secrets to success and wellness in this must-read self-help book.

ISBN 978-626-7523-35-3（平裝）

1.CST：健康法

411.1　　114003025